Batidos y remedios que curan las enfermedades de forma natural

Medicina natural

Jesús Ramírez

DEDICATORIA

Este libro va dedicado a mi padre ya que ahora tiene una edad avanzada, y me gustaria hacerle un homenaje con este libro ya que el siempre fue un fiel creyente de los remedios naturales.

Contenido

DESCRIPCIÓN

La medicina natural ha sido por mucho tiempo unos de los remedios más eficientes en la historia humana, en este libro que he creado te voy a mostrar con detalle todos los beneficios que tiene las frutas y algunas hierbas medicinales para nuestro cuerpo, ya que si las consumimos, podemos tener una vida más larga y saludable. Y así mismo proteger nuestro organismo de cualquier enfermedad, con todos estos beneficios que nos pueden aportar.

Son más de 40 recetas naturales que te dejo para puedas empezar con este hábito y así mejorar tu calidad de vida, ya que si estamos sanos podemos ver un cambio notorio por dentro y por fuera.

AGRADECIMIENTOS

Muy agradecido con mi madre por brindarme un estudio a pesar de que era una mujer humilde y de escasos recursos siempre procuro darme los mejor y enseñarme buenos valores.

REMEDIOS NATURALES

Limpieza del Colón

Ingredientes

> 2 tallos de Apio
> Papaya
> ½ de taza de agua

Beneficios

El apio tiene propiedades que mejoran el sistema digestivo, ya que posee antioxidantes y ayuda a prevenir la retención de líquidos en el cuerpo, ayuda a eliminar las toxinas y desintoxicar el organismo. Combate los gases e inchason abdominal, neutraliza la acidez estomacal y contribuye a mejorar la presión arterial, aporta minerales como el magnesio y ayuda a combatir el estrés.

Por otro lado, la papaya aporta nutrientes como la vitamina C, y está ayuda a mejorar las defensas del organismo, contiene Colágeno la proteína estructural por excelencia, mejora la absorción de Hierro, contiene vitamina A, y antioxidantes, previene enfermedades cardiovasculares, mejora el estreñimiento ya que contiene fibra, y mejora la salud de la piel.

Preparación

Se debe de picar el apio en trocitos, y en una taza Picamos la papaya, luego agregamos ½ de taza de agua por porción, después licuamos muy bien para que se incorporen todos los ingredientes. Y ya esta listo para servir y disfrutar de un buen jugó, si deseas puedes agregarle hielo a la preparación.

Recomendación

Si sabe que alguno de estos ingredientes no los puede consumir no se exponga, y mejor absténgase a preparar el jugó.

Se debe preparar cada mañana para que el jugó no pierda sus propiedades y vitaminas.

Modo de uso

Se debe de tomar en ayunas todas las mañanas por el tiempo que desee hasta que sienta una mejora en el aparato digestivo, después lo consumes 2 0 3 veces por semana.

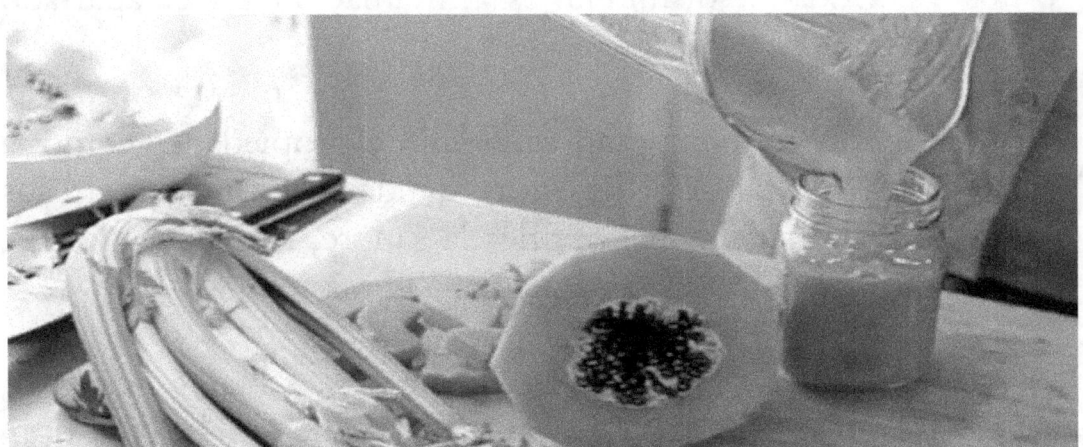

Jugó para bajar de peso

Ingredientes

2 rebanadas de piña
½ pepino
½ manzana verde
Un trocito de jengibre
1 limón
2 tallos de apio
Agua

Beneficios

Los estudios demuestran que el pepino, la piña y el apio tienen propiedades diuréticas que facilitan la eliminación de líquidos que se acomulan dentro de nuestro cuerpo, esto hace que por lo general aumentemos de peso. Estos 3 ingredientes van ayudar a que eliminemos todos estos líquidos que por sí solo el cuerpo no puede y esto ayudará a que podamos bajar de peso.

El jengibre y el limón tiene propiedades anti inflamatorias y nos va ayudar a disminuir esa inflamación en el apartado digestivo.

El limón contiene gran cantidad de propiedades como la vitamina C, ayuda a la digestión, ayuda a el hígado en sus funciones, elimina el acné, purifica la sangre, rejuvenece la piel, contiene Calcio, Magnesio y Potasio, elimina toxinas.

La manzana contiene antioxidantes, y es baja en calorías, ayuda a regular el azucar en la sangre, mejora la digestión, contiene Boro y ayuda a que los huesos no pierdan su densidad.

Preparación

Dejar en trocitos el pepino, la piña, el apio, la manzana, el jengibre, para que estén listos para licuarlos. Metemos estos ingredientes en la licuadora y agregamos agua al gusto, puede ser 1 taza o 2 tazas de agua, procedemos a licuar lo dejamos 1 o 2 minutos hasta que esté completamente molido y luego agregamos el jugo del limón. Volvemos a licuar hasta que se incorpore muy bien el jugó y listo ya está listo para servir.

Si quieres puedes añadirle hielo para que quede frío.

Recomendación

No agregarle azúcares, ya que la mejor forma para que funcione la preparación es tomarlo sin ningún tipo de endulzantes artificiales, pero aún tiene la manzana que le da un toque de dulzura al jugó.

Modo de uso

Tomarlo en ayunas por una semana, después que hayas logrado bajar de peso puedes tomarlo de 2 a 3 veces por semana.

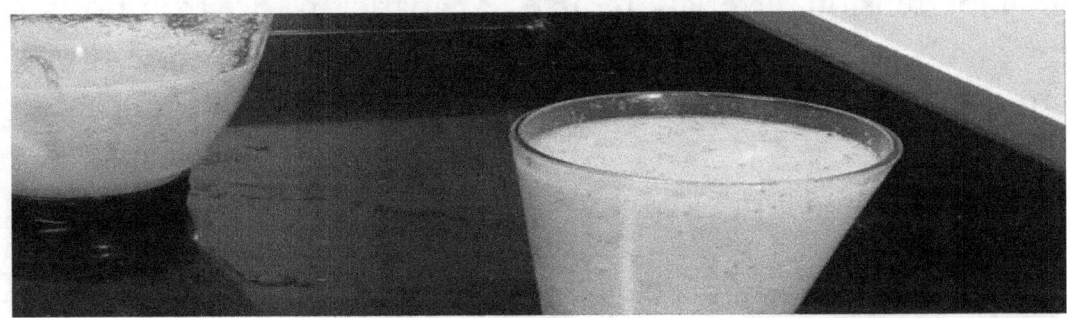

Hacer crecer el cabello

Ingredientes

1 hoja de sábila
4 cucharadas de aceite de Oliva
½ taza de jengibre

Beneficios

La sábila es una planta que proporciona múltiples beneficios para la piel, y el cabello, debido a que contiene nutrientes que renuevan las células dañadas, y estimulan e hidratan las células.

Ya que el Aloe vera es rico en vitaminas y minerales como: vitamina A, B, C, Calcio, Magnesio, Potasio, Selenio, Zinc, Fosfato de manosa, este último aporta al crecimiento de los tejidos actuando como un cicatrizante, así como ayuda a fortalecer el sistema inmune.

El aceite de Oliva es reconocido por aportar un alto contenido de ácidos grasos como: Acidos oleicos, Acidos linóleico, ayuda además a elevar los niveles de colesterol DHL bueno, disminuye el colesterol LDL malo, beneficia el control de la hipertensión arterial, reduce la aparición de trombosis y previene la aparición de diabetes. Además, protégé contra la inflamación.

Por otro lado, el jengibre mejora la circulación sanguínea, mejora el sistema inmunológico, regula el metabolismo, es un gran antioxidante, alivia la congestión nasal.

Preparación

Lavar la sábila previamente antes de sacar el Aloe vera, una vez retirada se lleva a la licuadora o la puedes machacar para que quede bien triturada, agregar el aceite de oliva y revolvemos muy bien para que se mezclen los ingredientes. Y luego llevamos ½ taza de jengibre a la licuadora si está muy seco puedes agregarle 2 cucharadas de agua o aceite de oliva, después de esto se cuela para sacar el jugó y agregamos 4 0 5 cucharadas de este jugó a la preparación, y ya está listo para aplicar en el cabello.

Recomendación

El uso interno de la sábila está contraindicado para niños embarazadas y durante la lactancia, en pacientes con inflamaciones en el útero u ovarios, hemorroides, cálculos en la vegiga, varices, apendicitis, prostatitis, cistitis, y nefritis.

Modo de uso

Aplicar la mezcla en el cabello y dejarlo por 45 minutos, después que haya pasado el tiempo indicado, puedes retirarlo con champoo o acondicionador con abundante agua. Esta preparación puedes hacerlo 2 o 3 veces por semana.

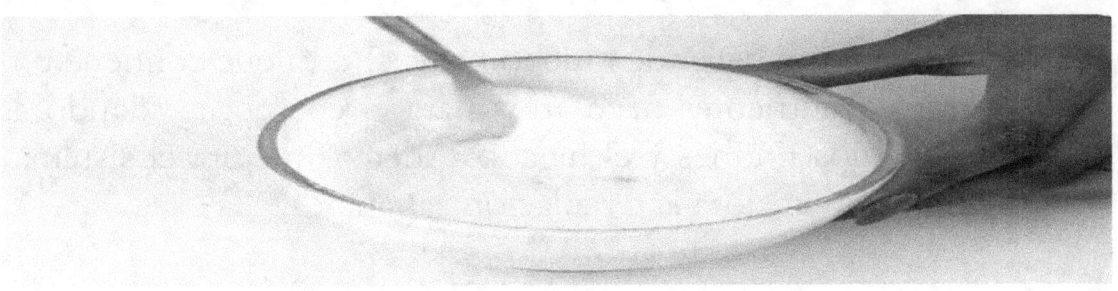

Limpieza de hígado y riñones

Ingredientes

3 remolacha
2 manzanas verde
2 tallos de apio
2 tazas de agua

Beneficios

La remolacha es conocida por tener propiedades ricas en Hierro, ayuda a mejorar la circulación sanguínea, oxigena y purifica la sangre, es un buen antioxidante, ayuda en casos de anemia, hidrata el cuerpo y revitaliza el organismo por su gran contenido de agua, contribuye con la salud cerebral, y permite bajar los niveles de colesterol malo.

La manzana verde es una fruta muy deliciosa ademas contiene muchas vitaminas y minerales que son muy saludables para el organismo, está contiene antioxidantes, y es baja en calorías, ayuda a regular el azucar en la sangre, mejora la digestión, contiene Boro y este ayuda a que los huesos no pierdan su densidad, contiene vitamina A, B, y C.

Este jugó va hacer de mucho provecho ya que contiene un alto valor de nutrientes necesarios para el cuerpo, ayudando a desintoxicar los riñones y el hígado. Además mejora el sistema inmunológico y mejora la circulación sanguínea.

Preparación

Se debe lavar y pelar la cáscara de la remolacha (cruda) y después cortar en trozos, luego hacemos lo mismo con las manzanas y el apio se lleva a la licuadora o si prefieren pueden usar un estractor, luego agrégale agua para que se pueda licuar bien, colamos y ya está listo el jugó para disfrutar.

Recomendación

Si eres una persona diabética absténgase de usar la remolacha, ya que está contiene mucha azúcar y solo use los otros ingredientes.

Modo de uso

Tomar un vaso completo 3 veces al día, durante 4 días para que la limpieza funcione.

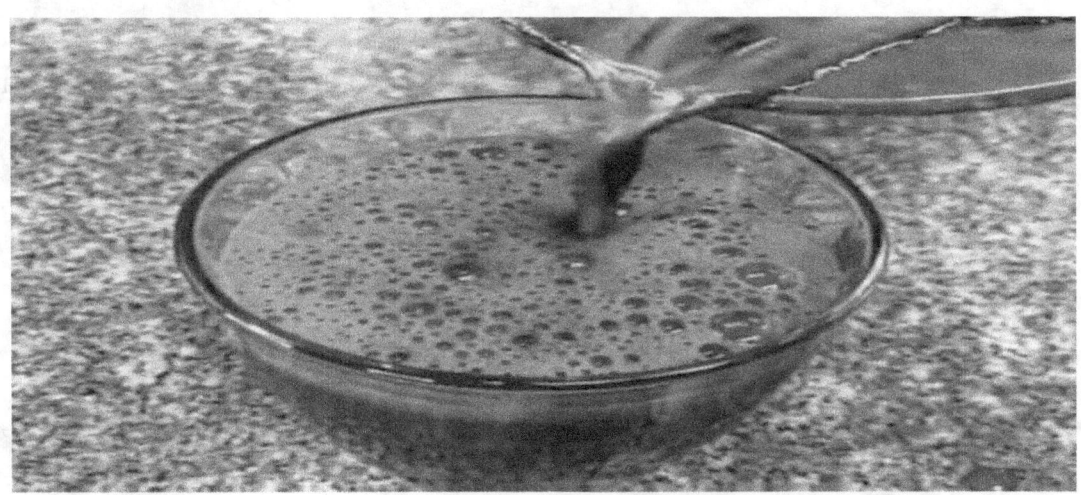

Mejorar la memoria

Ingredientes

1 lb de arándanos
1 aguacate pequeño
1 diente de ajo
1 puño de semillas de calabaza
1 cucharada de semillas de linaza molida
2 o 3 tazas de agua

Beneficios

Los arándanos es una super fruta y un gran aliado para el organismo contiene muchas propiedades y vitamina B, reduce el riego de sufrir cáncer, es anti inflamatorio, previene enfermedades neurodegenerativas, previene la diabetes, reduce la presión arterial, mejora las funciones cognitivas y la memoria, mejora la vista, Fibra y es un gran antioxidante.

El aguacate contiene Magnesio, Potásio, Hierro y Zinc, minerales que favorecen al sistema nervioso y muscular, ayuda adelgazar, es rica en vitamina A, C, E, y complejo B, es un buen antioxidante.

El ajo protégé la memoria, mejora la piel, ayuda en la digestión, mejora la circulación sanguínea, es anti inflamatorio, reduce el colesterol, ayuda adelgazar y pretege el corazón.

Las semillas de calabaza y linaza contienen Magnesio, grasas de Omega 3, ayuda adelgazar, regula el azúcar en la sangre, mejora la digestión, previenen enfermedades.

Preparación

Preparamos la licuadora y agregamos los arándanos seguido del aguacate, las semillas de calabaza, las semillas de linaza y el ajo, por último agregamos el agua y lo licuamos y ya está listo este poderoso jugó para la memoria.

Recomendación

No agregar azúcar y tampoco sal para que se pueda consumir de forma natural

Modo de uso

Consumir 2 vasos al día durante 3 días ya que este jugó contiene muchos minerales y nutrientes. Después del tiempo indicado puedes consumir 2 vasos por semana.

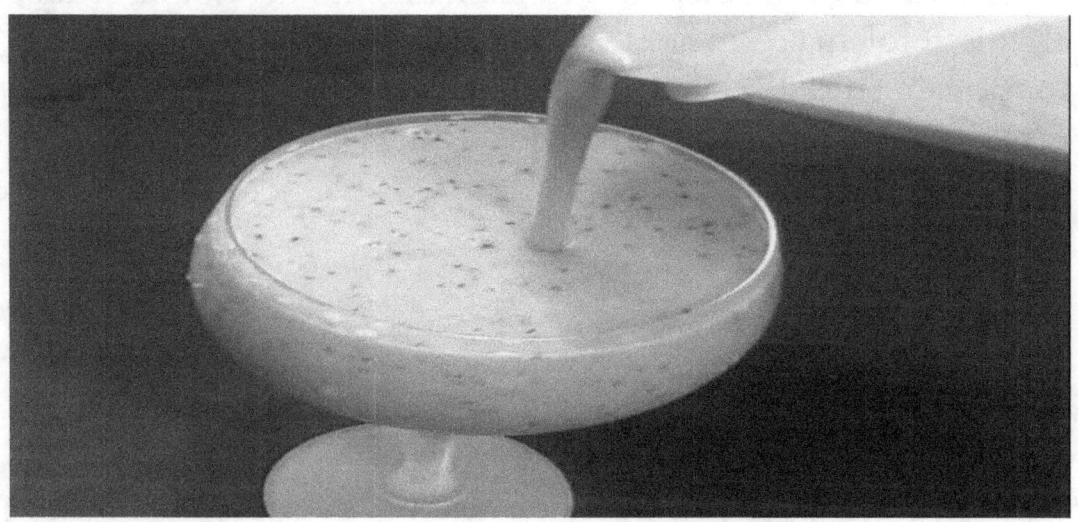

Tratamiento para la rinitis

Ingredientes

1 cucharada de jengibre rayado
1 ramita de canela
½ taza de agua

Beneficios

El jengibre tiene un alto contenido de Magnesio, tiene propiedades antiinflamatorias, estimula la circulación sanguínea, alivia la gripe, agente anticoagulante, alivia el dolor muscular, es antibacteriano, antioxidante, anticancerígeno, controla el azúcar en la sangre, previene enfermedades cardíacas.

La canela tiene propiedades que previenen las enfermedades del corazón, previene el cáncer, promueve la pérdida de peso y mejora la digestión, combate los resfriados, cuida la salud bucal, mejora el funcionamiento del Colón, reduce el colesterol malo, mejora la circulación sanguínea, mejora el funcionamiento de el cerebro.

Preparación

En una olla agregamos el jengibre, la canela, y el agua, luego se pone a hervir por 5 minutos, retiralo después del tiempo y ya está listo para tomar.

Recomendación

No agregar azúcar, pero si gustas puedes endulzar la bebida con miel de abejas.

Modo de uso

Consumir 2 veces al día, durante una semana

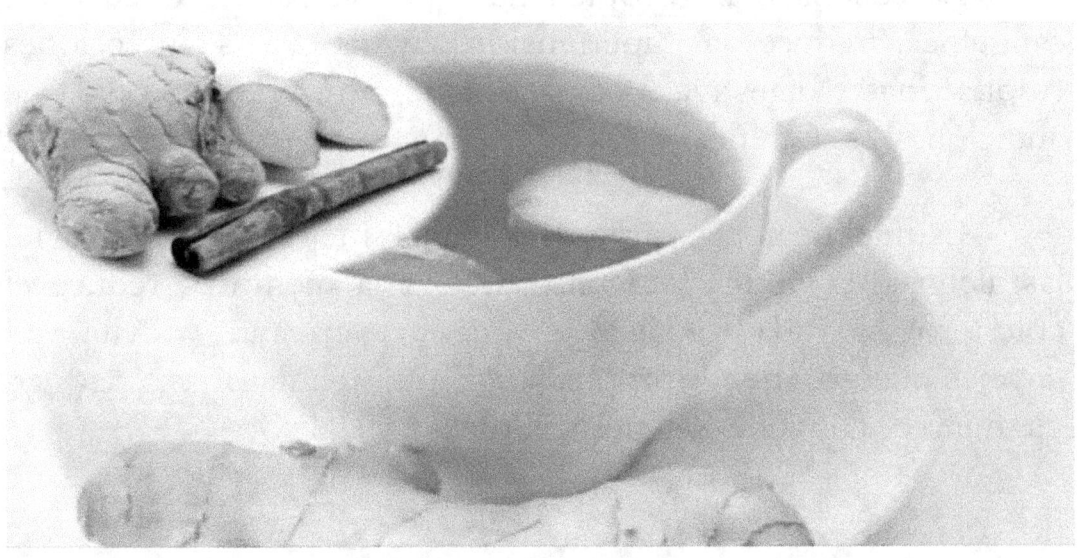

Jarabe para la pulmonía

Ingredientes

6 limones
8 dientes de Ajo
1 cebolla blanca
Miel de abejas

Beneficios

El limón es muy beneficioso para el organismo ya que contiene gran cantidad de propiedades como la vitamina C, ayuda a la digestión, ayuda a el hígado en sus funciones, elimina el acné, purifica la sangre, rejuvenece la piel, contiene Calcio, Magnesio y Potasio, elimina toxinas.

La cebolla tiene propiedades que ayuda a la circulación sanguínea, reduce la hipertensión, ayuda a las infecciones respiratorias y digestivas, ayuda al acné, previene la pérdida de audición, y es diurética.

La miel de abejas sirve para la piel, mejora el sueño, evita las alergias, es anticancerígeno, mejora la memoria, reduce el colesterol, ayuda adelgazar, es cicatrizante, evita el envejecimiento, tiene propiedades antiinflamatorias, rica en vitamina B, contiene Magnesio, Potasio, y Calcio.

Preparación

Con un cuchillo cortamos 3 limones en tajada, luego cortamos la cebolla, después de esto en un frasco hondo agregamos los limones, la cebolla y el ajo, luego exprimimos los otros 3 limones faltantes echar el zumo en el frasco, por último agregamos la miel y tapamos el frasco.

Recomendación

Dejar reposar por 24 horas, para que suelten todos los nutrientes y quede bien echó el jarabe.

Modo de uso

Tomar 3 cucharadas al día durante 1 semana o por el tiempo que quieras hasta que sientas alguna mejora.

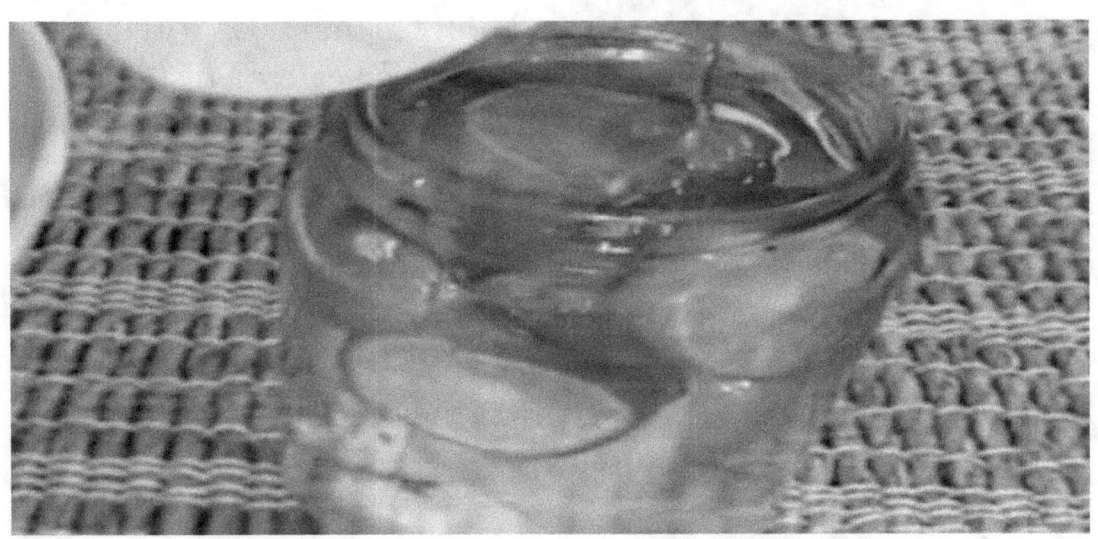

Gripe o resfriados

Ingredientes

1 banano
3 naranjas
Media cucharada de canela en polvo
¼ de cuchara de gengibre en polvo
1 kiwi
Media hoja de sábila

Beneficios

El banano contiene muchas propiedades como el Potasio, ayuda a combatir la anemia ya que son ricos en hierro, ayuda al estreñimiento, la gastritis, previene infartos, ayuda adelgazar.

Las naranjas son conocidas por su alto valor nutricional ya que contiene una gran cantidad de vitamina C, fortalece el sistema inmunológico, ayuda a reducir el colesterol, disminuye la presión arterial, previene los problemas cardio vasculares, tiene propiedades anticancerígenas, previene los cálculos renales.

El kiwi tiene muchas propiedades y vitaminas como la A, C, E, K, antioxidantes, Potasio, Acido fólico, Fibra, mejora el sistema inmunológico, ayuda a la cicatrización, contribuye en mantener los huesos sanos y fuertes, mejora la calidad del sueño, ayuda a la recuperación muscular.

Preparación

Con un cuchillo se corta el banano y el kiwi en trozos pequeños, también se cortan las naranjas a la mitad y las esprimimos para que nos quede solo el zumo, luego le sacamos a la sábila el Aloe vera, y en una licuadora agregamos los ingredientes añadimos la canela en polvo y el gengibre y licuamos muy bien, y ya está listo el jugó para tomar.

Recomendación

No agregar sábila a personas embarazadas y durante la lactancia, niños, en pacientes con inflamaciones en el útero u ovarios, hemorroides, cálculos en la vegiga, varices, apendicitis, prostatitis, cistitis, y nefritis.

Modo de uso

Tomar el jugó 2 veces al día durante 3 días.

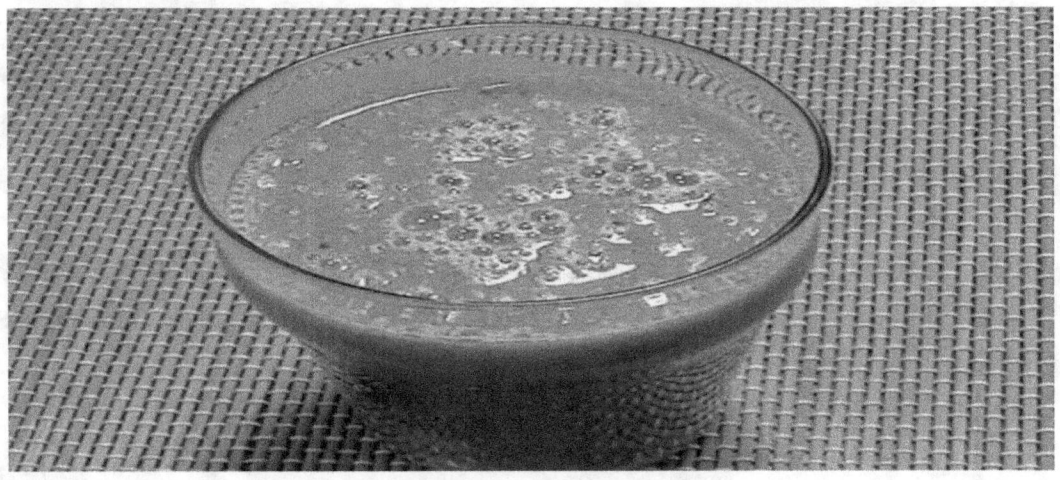

Jugó antioxidante

Ingredientes

½ pepino
½ limón
¼ de taza de espinaca
1 cucharada de linaza
Zarzamora
Mora azul
Frambruesa
Arándanos
1 taza ½ de agua

Beneficios

El pepino tiene vitamina B que te da energía, previene enfermedades cardíacas, contiene silica que mejora la piel, es antiinflamatorio, promueve la digestión, regula la presión sanguínea, mejora la visión, elimina líquidos en el cuerpo.

La espinaca es rica en vitamina A, D, B12, C, B6, Calcio, Magnesio, Hierro, fortalece el cerebro, ayuda a tener huesos sanos, regula la presión arterial, es antiinflamatorio, es anticancerígeno, te ayuda a tener una piel sana y hermosa.

La zarzamora te ayuda a limpiar la sangre, disminuye las molestias de cólicos y colitis, previene la gripe o resfriados, previene el reumatismo, ayuda contra la diarrea y gastritis.

La Mora azul y frambuesa combate las infecciones, mejora la memoria, ayuda adelgazar, es antioxidante, es antiinflamatorio.

Preparación

Se corta el pepino en trozos sin necesidad de quitarle la cáscara ya que está trae fibra, luego en una licuadora agregamos el pepino, la espinaca, la linaza, y en una taza mediana agregamos medio puñado de zarzamora, Mora azul, frambuesa, arándanos y después la añadimos a la licuadora, por último agrega el agua y el zumo del limón licua muy bien y ya está listo el jugó.

Recomendación

Las personas con diabetes deben tomar la preparación en ayunas y esperar 30 minutos para desayunar.

Modo de uso

Este delicioso jugó lo pueden tomar 1 vez al día en ayunas durante 1 semana.

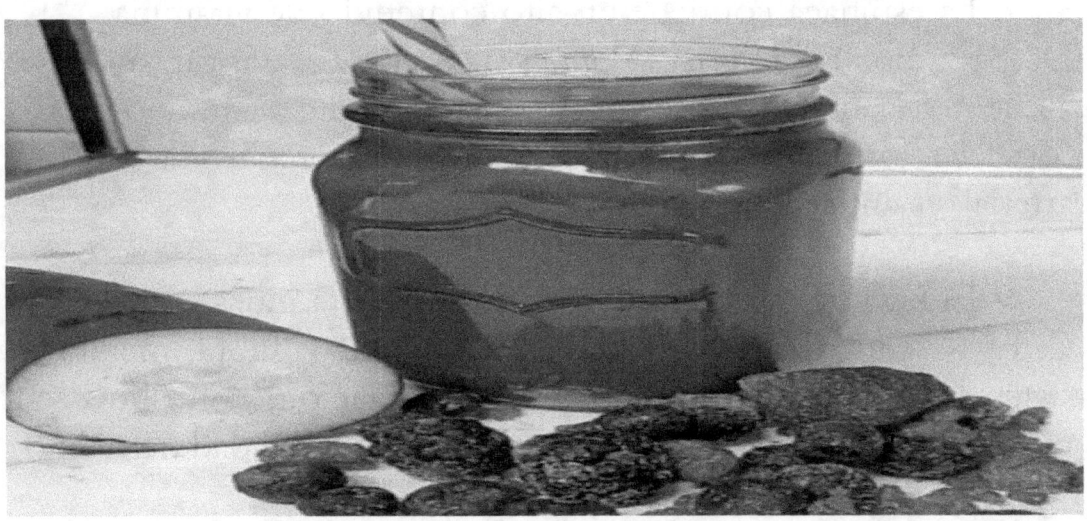

Vista borrosa

Ingredientes

½ piña
5 hojas de espinaca
2 kiwis
2 tazas de agua

Beneficios

La piña es muy importante para la salud ya que tiene un alto valor de proteínas y vitaminas esta fruta sirve para mejorar la circulación sanguínea, es diurético, promueve la digestión, es alto en vitamina C, alcaniliza el organismo, regula los niveles de azúcar en la sangre, ayuda con problemas en la piel, reduce los niveles de gases y ácidos gástricos, contiene Magnesio y Bromelina.

La espinaca contiene un alto contenido de vitamina A, C, D, B12, B6, K, Hierro, Magnesio, mejora la visión, ayuda a aumentar la fuerza muscular, mejora el sistema inmunológico, fortalece los huesos, fortalece el cerebro, regula la presión arterial, es anticancerígeno.

El kiwi tiene muchas propiedades y vitaminas como la A, C, E, K, antioxidantes, Potasio, Acido fólico, Fibra, mejora el sistema inmunológico, ayuda a la cicatrización, contribuye en mantener los huesos sanos y fuertes, mejora la calidad del sueño.

Preparación

Lavar muy bien las hojas de espinaca, luego pelar la cáscara de la piña y cortar en trozos pequeños y hacemos los mismo con los kiwis luego introducimos los ingredientes en una licuadora y agregamos el agua, licuamos muy bien y colamos el jugó y ya está listo.

Recomendación

No agregar azúcar, mejor tomarlo de forma natural.

Modo de uso

Consumir el jugó en cualquier horario, 1 vez al día durante 5 días.

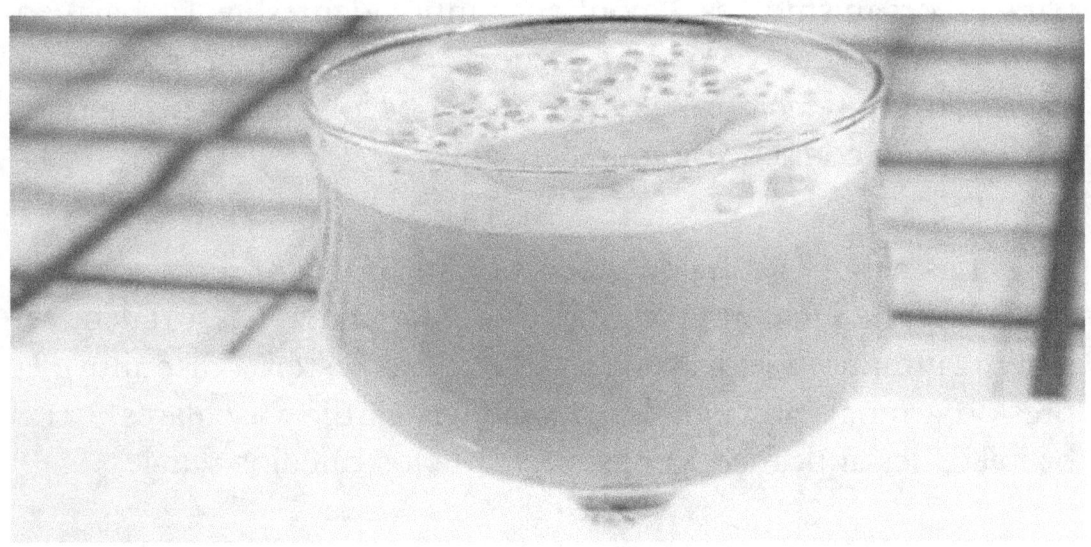

Eliminar el mal aliento

Ingredientes

4 hojas de espinacas
1 manzana verde
2 naranjas

Beneficios

La espinaca contiene un alto contenido de vitamina A, C, D, B12, B6, K, Hierro, Magnesio, mejora la visión, ayuda a aumentar la fuerza muscular, mejora el sistema inmunológico, fortalece los huesos, fortalece el cerebro, regula la presión arterial, es anticancerígeno.

La manzana verde es una fruta muy deliciosa ademas contiene muchas vitaminas y minerales que son muy saludables para el organismo, está contiene antioxidantes, y es baja en calorías, ayuda a regular el azucar en la sangre, mejora la digestión, contiene boro y este ayuda a que los huesos no pierdan su densidad, contiene vitamina A, B, y C.

Las naranjas son conocidas por su alto valor nutricional ya que contiene una gran cantidad de vitamina C, fortalece el sistema inmunológico, ayuda a reducir el colesterol, disminuye la presión arterial, previene los problemas cardio vasculares, tiene propiedades anticancerígenas, previene los cálculos renales.

Preparación

Cortar en trozos pequeños la espinaca y la manzana luego esprimir las naranjas para que que solo el jugó, preparamos la licuadora y agregamos todos los ingredientes, licuamos muy bien después colar el jugó y ya está listo para tomar.

Recomendación

No usar ningún tipo de azúcar para que se pueda disfrutar la preparación de forma natural.

Modo de uso

Consumir una vez por día, durante 3 días a la semana

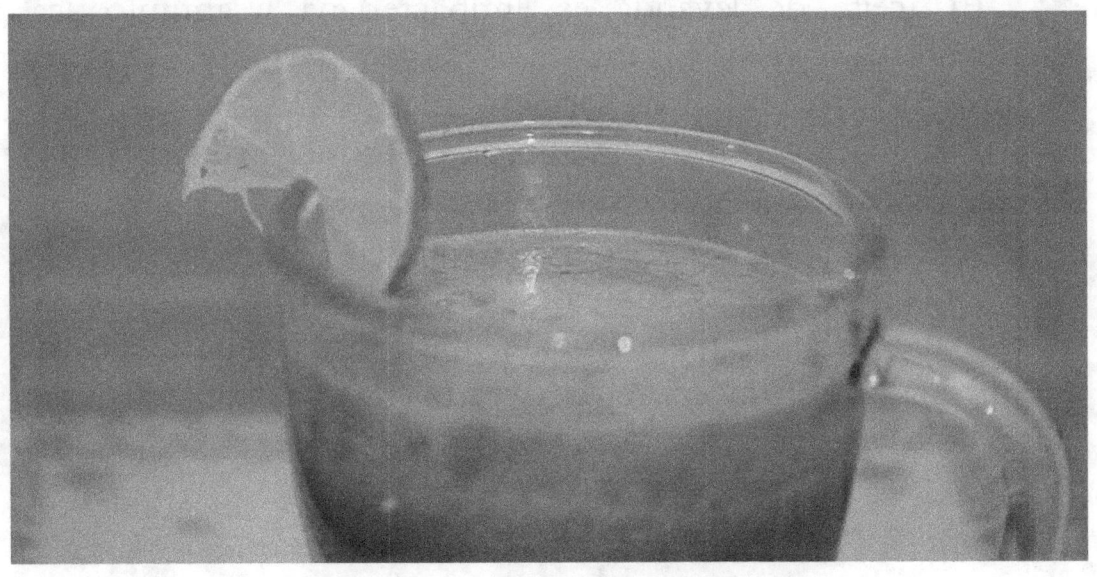

Curar el herpes genital

Ingredientes

½ taza de aceité de Oliva
Aceité de lavanda
Cera de abejas

Beneficios

El aceité de Oliva es un producto que contiene muchas propiedades para el organismo ya que ayuda a reducir el colesterol malo, es antiinflamatorio, es antioxidante, protege el corazón, ayuda a tener una piel sana y hermosa, mejora el tránsito intestinal, ayuda en el estreñimiento.

El aceité de lavanda es antibacteriana y antimicótica, mejora el sueño, relaja los músculos, sirve para reducir el estrés y la ansiedad, cicatrizante de heridas y quemaduras, herpes, ayuda para la migraña y el acné, mejora la digestión, ayuda para los dolores de estómago, dolor de garganta, sirve para la diarrea.

La cera de abejas contiene gran cantidad de vitamina A, nutre y humecta la piel, ayuda a darle brillo al cabello, es antiinflamatorio, previene el envejecimiento del cutis, ayuda a matar las bacterias.

Preparación

En una olla agregar el aceité de oliva y luego agregar un poco de aceite de lavanda agregar también algunos trozos de cera de abejas, después de esto dejar calentar a fuego medio en un baño María.

Recomendación

Dejar que se enfríe la preparación antes de aplicarlo.

Modo de uso

Aplicar la preparación sobre la Zona afectada, una vez por día durante el tiempo que prefieras hasta que sientas una mejora.

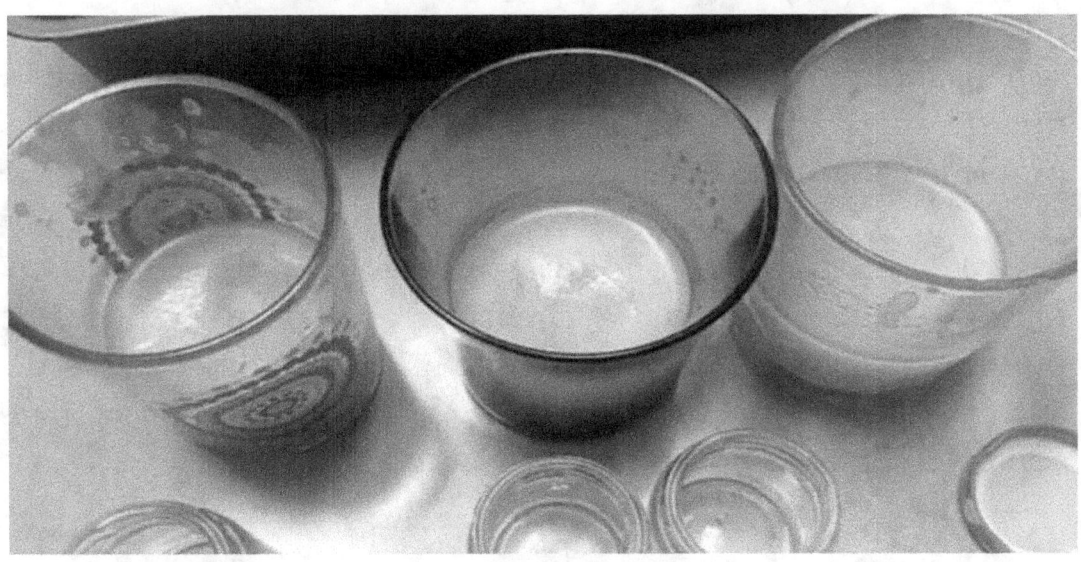

Prevenir el cáncer

Ingredientes

2 zanahorias
2 naranjas grandes
½ remolacha

Beneficios

La zanahoria tiene una gran fuente de vitamina A, Hierro, Zinc, Calcio, Magnesio, Potasio, Yodo, Fósforo, y propiedades que nos ayudan contra la anemia, mejora la visión, previene las cataratas, reduce el riesgo de contraer cáncer, es un gran antioxidante, fortalece el cabello, reduce el estreñimiento y combate los transtornos estomacales.

Las naranjas son conocidas por su alto valor nutricional ya que contiene una gran cantidad de vitamina C, fortalece el sistema inmunológico, ayuda a reducir el colesterol, disminuye la presión arterial, previene los problemas cardio vasculares, tiene propiedades anticancerígenas, previene los cálculos renales.

La remolacha es conocida por tener propiedades ricas en hierro, ayuda a mejorar la circulación sanguínea, oxigena y purifica la sangre, es un buen antioxidante, ayuda en casos de anemia, hidrata el cuerpo y revitaliza el organismo por su gran contenido de agua, contribuye con la salud cerebral.

Preparación

Cortar la zanahoria en trozos pequeños no retirarle la cáscara luego esprimir las naranjas y dejar solo el jugó, también cortar la remolacha en pequeños trozos y llevar los ingredientes a la licuadora, licuar muy bien para que se integren todos los ingredientes y ya está listo el jugó si quieres puedes colarlo, pero si gusta puedes tomarlo así para aprovechar las fibras que contiene.

Recomendación

El uso de remolacha está contraindicado para las personas diabéticas, no endulzar la preparación con ningún azúcar, si prefieres puedes utilizar miel de abeja.

Modo de uso

Consumir 2 veces al día en cualquier horario, durante una semana.

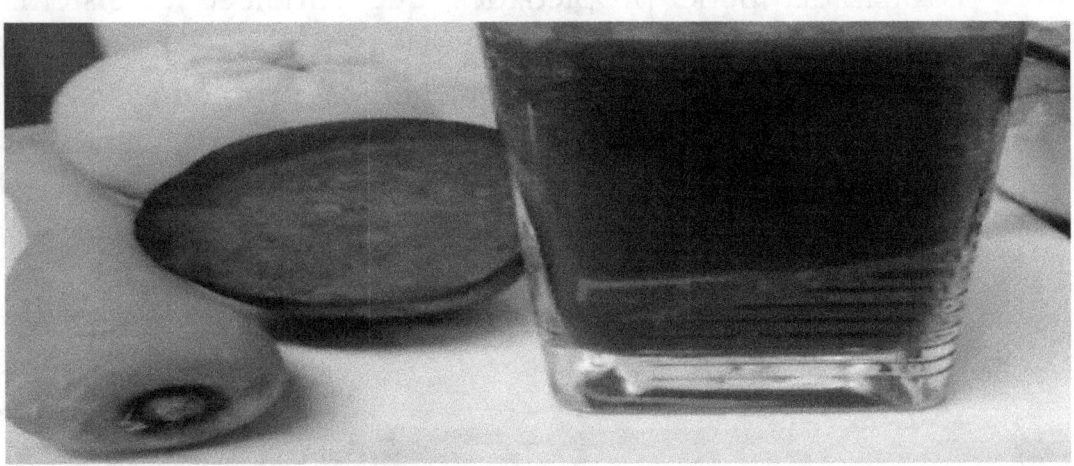

Mascarilla para eliminar el acné

Ingredientes

2 cucharadas de bicarbonato de sodio
1 cucharada de jugó de naranja
½ cucharada de agua

Beneficios

El bicarbonato de sodio tiene múltiples funciones y sus propiedades ayuda a recuperar los minerales que perdemos a diario, es anticancerígeno, ayuda con los problemas en las encías, actúa como estabilizador de la tensión arterial, ayuda a regular la acidez estomacal, ayuda contra el acné.

La naranja tiene propiedades que fortalece el sistema inmunológico, con vitaminas C, ayuda a reducir el colesterol, disminuye la presión arterial, previene los problemas cardio vasculares, tiene propiedades anticancerígenas, previene los cálculos renales.

Preparación

En un vaso pequeño agregar el bicarbonato de sodio, el jugó de naranja y el agua luego revolver para que todo se mezclé bien y ya está listo para aplicar en el rostro.

Recomendación

Lavar las manos antes de aplicar la mascarilla en el rostro, si nota algo inusual suspenda su usó.

Modo de uso

Aplicar la mascarilla sobre el rostro y evitar los ojos, dejar por 15 minutos y retirar con agua tibia luego limpiar con una toalla suavemente, aplicar la mascarilla 2 veces por semana.

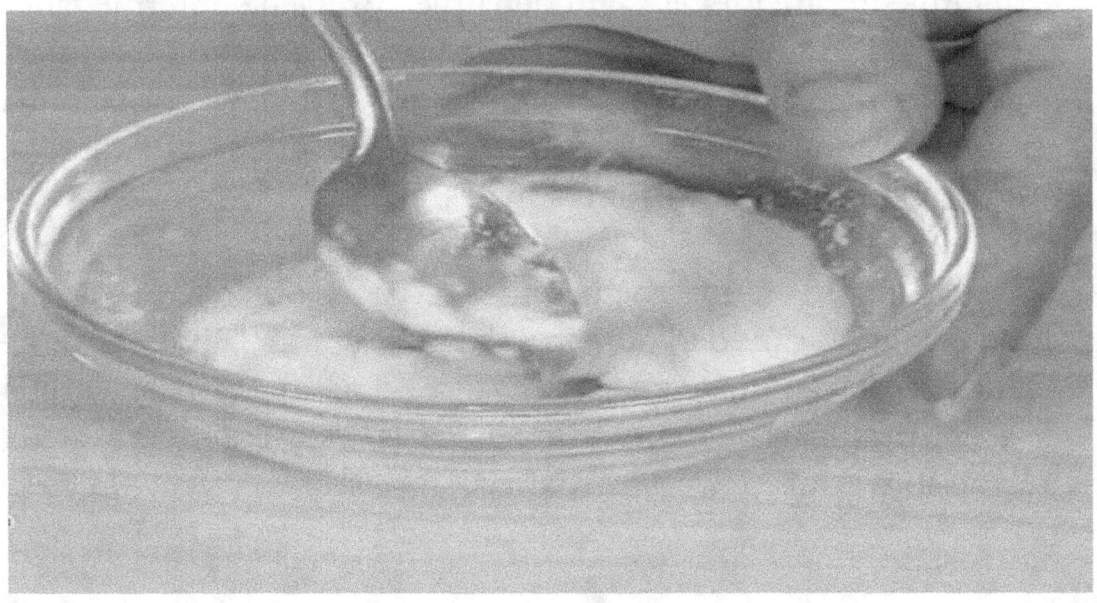

Desparacitante natural

Ingredientes

1 cucharada de semillas de papaya
¼ de papaya
½ limón
1 taza de agua

Beneficios

La semilla de papaya tiene propiedades que ayudan al proceso de digestión, impide que el organismo absorba el exceso de grasas y azúcares, protégé el riñón, tiene propiedad antibacteriana y antiinflamatoria, es un excelente antiparasitario intestinal.

La papaya tiene propiedades que ayudan en el estreñimiento, mejora la salud de la piel, previene enfermedades cardiovasculares, aumentan las defensas, es un buen diurético, ayuda a la digestión de las proteínas, es un buen antioxidante, restaura el equilibrio base del organismo, contiene vitamina C, ayuda a eliminar parásitos intestinales.

El limón es muy beneficioso para el organismo ya que contiene gran cantidad de propiedades como la vitamina C, ayuda a la digestión, ayuda a el hígado en sus funciones, elimina el acné, purifica la sangre, rejuvenece la piel, contiene Calcio, Magnesio y Potasio, elimina toxinas.

Preparación

Cortar en trozos pequeños la papaya sin quitar la cáscara y llevarlo a la licuadora agregar también las semillas de papaya y el agua, licuar muy bien y servir el jugó en un vaso por último agregar el zumo del limón.

Recomendación

Si sabe que alguno de los ingredientes no los puede consumir, mejor absténgase y evité su uso.

Modo de uso

Consumir 1 vaso en ayunas cada día, durante 1 semana luego tomar 6 vasos de agua en el transcurso de 1 hora para que se pueda hacer el proceso digestivo más eficiente.

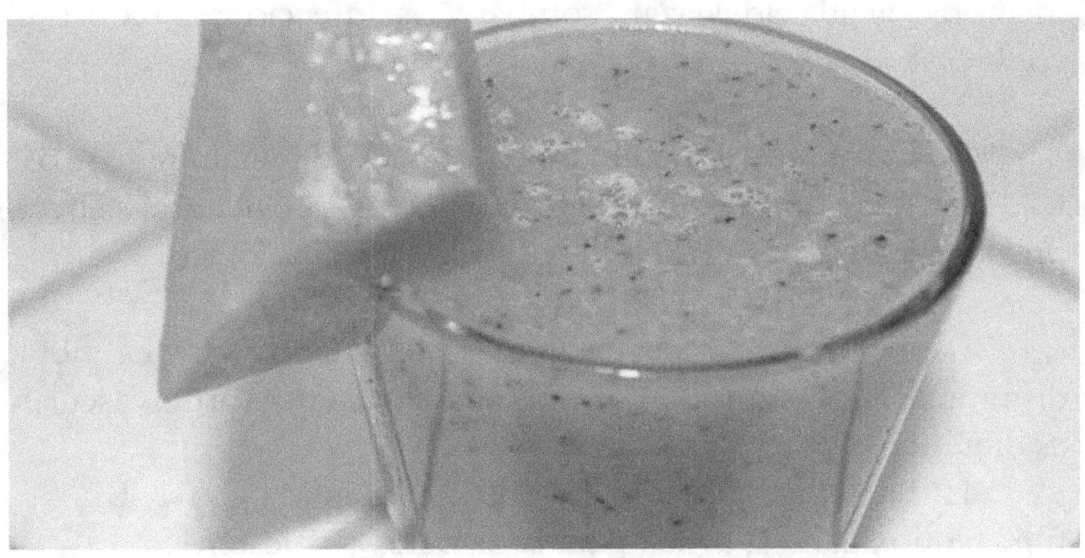

Jugó para diabéticos

Ingredientes

1 taza mediana de arándanos azules
1 taza mediana de frambuesa
1 taza mediana de fresas
1 pera
1 pitaya rosa
2 manzanas
1 cucharada de canela
½ cucharada de fenogreco
2 limones
2 tazas de agua

Beneficios

Los arándanos tienen vitamina A, C, E, Fibra, son antioxidante, es antiinflamatorio, protegen los huesos, mejora la memoria, ayuda adelgazar, combate las infecciones, reduce el colesterol.

La frambuesa tiene un alto contenido de vitaminas A, B1, B2, B12, B3, B5, B6, combate la anemia, previene el cáncer, previene la diabetes, fortalece el sistema inmunológico.

La pera es rica es vitaminas A, B1, B2, C, E, fibra, disminuye la presión arterial, protégé el sistema cardiovascular, es diurético.

La Pitaya y el fenogreco contiene vitamina C, B1, B2, B3, fibra, antioxidantes, ayuda para la diabetes y colesterol.

Preparación

Cortar en trozos pequeños la pera y la manzana sin quitar la cáscara para aprovechar la fibra, luego quitar la cáscara a la Pitaya y sacar el fruto, preparar la licuadora y agregar los ingredientes, licuar para que todo se integre y luego agregar los arándanos, la frambuesa, las fresas, la canela, el fenogreco, el agua y por último el jugó del limón y licuamos nuevamente y listo ya puedes servir.

Recomendación

Si prefieres puedes usar hielo

Modo de uso

Consumir 1 vaso cada día en cualquier horario, durante 4 días por semana

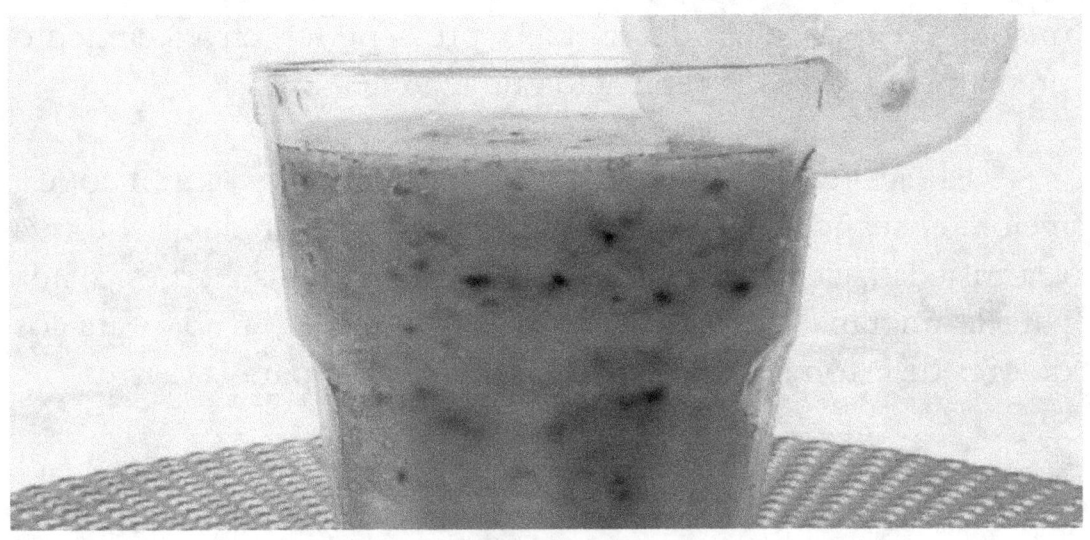

Crema para eliminar arrugas en los ojos

Ingredientes

½ taza de aceite de coco – 125 ml
3 cápsulas de vitamina E - 50 mg
3 gotas de aceite esencial de lavanda

Beneficios

El aceite de coco tiene propiedades regenerativas, lubrica el sistema digestivo, refuerza el sistema inmunológico, previene la diabetes, aumenta el metabolismo, protégé el cabello e hidrata la piel, ayuda a eliminar infecciones, y es un gran exfoliante facial.

Las cápsulas de vitamina E, ayudan al crecimiento del cabello, es un acondicionador Natural, combate la sequedad, mejora la apariencia de la piel, previene el envejecimiento prematuro, ayuda a la reparación de tejidos.

El aceité de lavanda es antibacteriana y antimicótica, mejora el sueño, relaja los músculos, sirve para reducir el estrés y la ansiedad, cicatrizante de heridas y quemaduras, herpes, ayuda para la migraña y el acné, mejora la digestión, ayuda para los dolores de estómago, dolor de garganta, sirve para la diarrea.

Preparación

En una taza agregar el aceite de coco el aceite de lavanda y por último sacar el contenido de las cápsulas y agregarlo a la taza, luego revolver y llevar a la nevera por 5 horas para que se endurezca. Una vez endurecido ya puedes aplicarlo en la piel.

Recomendación

Si nota algún efecto negativo en la piel suspenda su usó.

Modo de uso

Aplicar sobre el rostro todas las noches y lavarse bien en las mañanas.

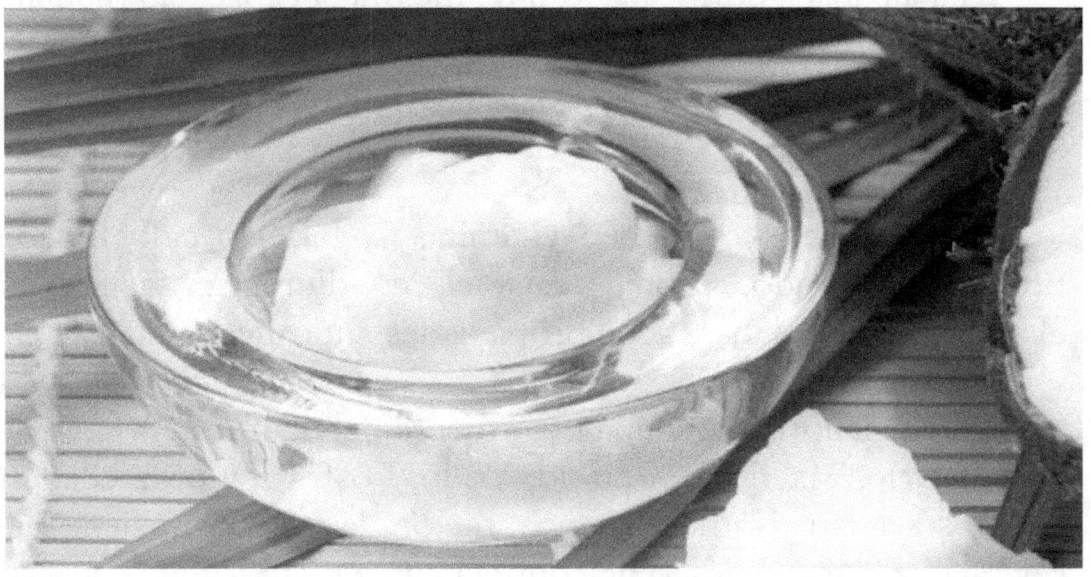

Regular la tiroides

Ingredientes

1 trozo mediano de jengibre
2 hojas de albahaca
3 rábanos
2 zanahorias
1 taza de agua

Beneficios

El jengibre tiene un alto contenido de magnesio, tiene propiedades antiinflamatorias, estimula la circulación sanguínea, alivia la gripe, agente anticoagulante, alivia el dolor muscular, es antibacteriano, antioxidante, anticancerígeno, controla el azúcar en la sangre, previene enfermedades cardíacas.

La albahaca purifica la sangre, mejora la capacidad mental, es antibacteriana, relaja los nervios, combate los resfriados y gripe, mejora la digestión, refuerza el sistema nervioso, combate el mal aliento.

Los rábanos contienen vitamina C, Fibra, Acido fólico, protégé el hígado, protégé la piel, es diurética, facilita la eliminación de toxinas, tiene propiedades anticancerígenas.

La zanahoria tiene una gran fuente de vitamina A, Hierro, Zinc, Calcio, Magnesio, Potasio, Yodo, Fósforo, y propiedades que nos ayudan contra la anemia, mejora la visión, previene las cataratas, reduce el riesgo de contraer cáncer, etc.

Preparación

Si prefieres puedes retirar la cáscara a la zanahoria y luego cortar en trozos pequeños, también hacer lo mismo con el jengibre y los arándanos y luego llevar los ingredientes a la licuadora agregar las hojas de albahaca y por último el agua y licuar para que se integren todos los ingredientes.

Recomendación

No agregar azúcar a la preparación, pero si prefieres puedes agregar miel.

Modo de uso

en ayunas 3 veces por semana, durante 3 meses

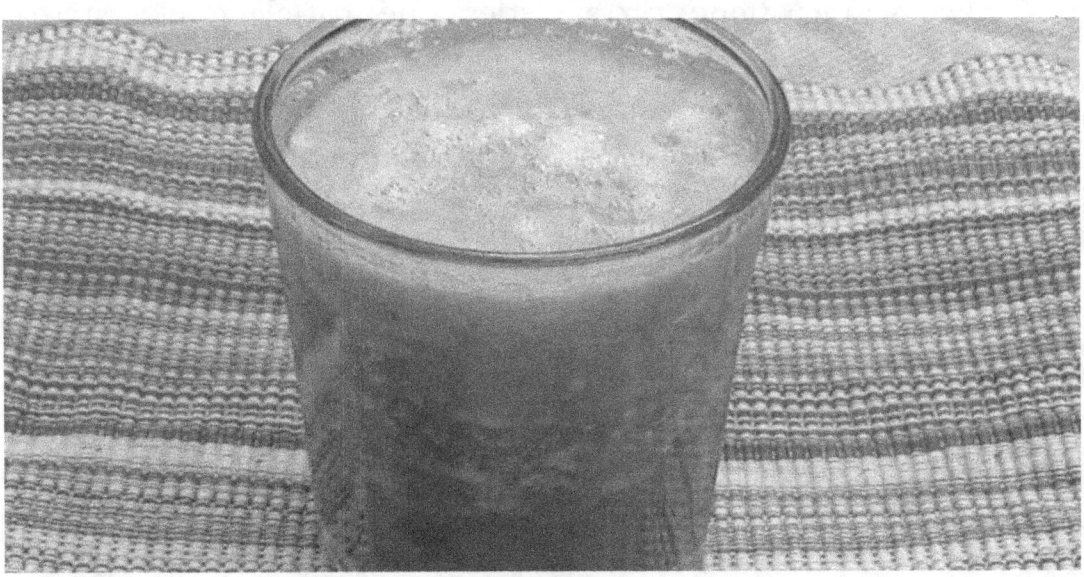

Tratamiento para el mal del párkinson

Ingredientes

2 zanahorias
2 naranjas
½ taza de fresas

Beneficios

La zanahoria tiene muchas propiedades y vitaminas que hacen mucho provecho al organismo ya que nos ayuda a combatir la anemia, mejora la visión, previene el riesgo de contraer cáncer, es un gran antioxidante, fortalece el cabello, reduce el estreñimiento y combate los transtornos estomacales.

La naranja tiene propiedades que fortalece el sistema inmunológico, con vitaminas C, ayuda a reducir el colesterol, disminuye la presión arterial, previene los problemas cardio vasculares, tiene propiedades anticancerígenas, previene los cálculos renales.

La fresa es rica en vitamina C, A, Calcio, Magnesio, Hierro, tiene propiedades antioxidantes y diurética, evitan la retención de líquidos, previene el cáncer, reduce problemas cardiovasculares, evita el estreñimiento, previene resfriados.

Preparación

Esprimir las naranjas hasta dejar solo el zumo, cortar las zanahorias en trozos pequeños si prefieres puedes quitarle la cáscara y cortar de igual forma las fresas luego se llevan los ingredientes a la licuadora y licuar bien hasta que todo se integre, y ya el jugó está listo.

Recomendación

Tomar de inmediato para que los nutrientes no se pierdan, No agregar azúcar, pero si prefieres puedes añadir miel de abejas.

Modo de uso

Consumir 2 veces al día en cualquier horario, durante 5 días por semana.

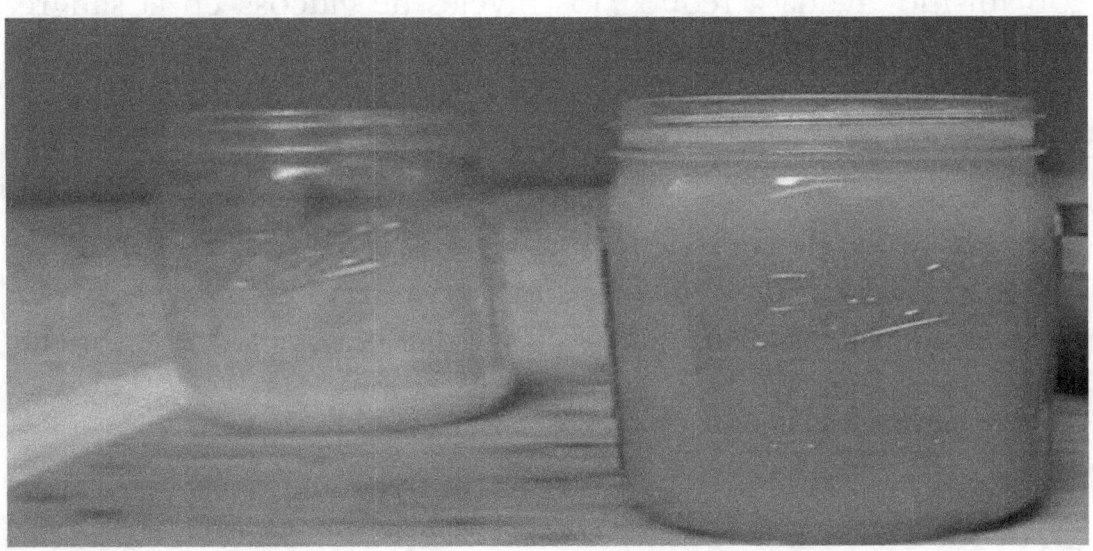

Detener la caída del cabello y eliminar la caspa

Ingredientes

3 cucharadas de bicarbonato de sodio
2 cucharadas de vinagre sidra de manzana
3 cucharadas de aceite de coco

Beneficios

El bicarbonato de sodio tiene propiedades que ayuda a limpiar el cabello, ayuda a tratar el acné, es un buen exfoliante facial, blanquea los dientes, estabilizador de la presión arterial, es un buen desodorante natural.

El vinagre sidra de manzana mejora la digestión, depura el organismo, ayuda a reducir los niveles de glucosa en la sangre, disminuye los niveles altos de colesterol malo, disminuye la presión arterial, acondiciona y fortalece el cabello, combate el asma y alergias, reduce el apetito.

El aceite de coco tiene propiedades que ayudan a fortalecer el sistema inmunológico, con propiedades regenerativas, aumenta el metabolismo, previene la diabetes, protégé el cabello e hidráta la piel, ayuda a eliminar infecciones.

Preparación

En una taza pequeña agregamos el bicarbonato de sodio luego el vinagre de sidra de manzana, seguido de el aceité de Cocó y revolver hasta que se integren los ingredientes y listo.

Recomendación

Cepillar el cabello antes de aplicar la mezcla, si tiene un cabello muy seco aplicar solo en el cuero cabelludo ya que el bicarbonato tiende a secarlo más.

Modo de uso

Puedes aplicar con una brochita la mezcla y pasarlo por todo el cuero cabelludo asegurándose que quede lo suficientemente húmedo. También puedes aplicar la mezcla sobre el cabello, y dejar por 30 minutos luego retirar con abundante agua y champoo. Esta preparación puedes aplicarlo 2 veces por semana.

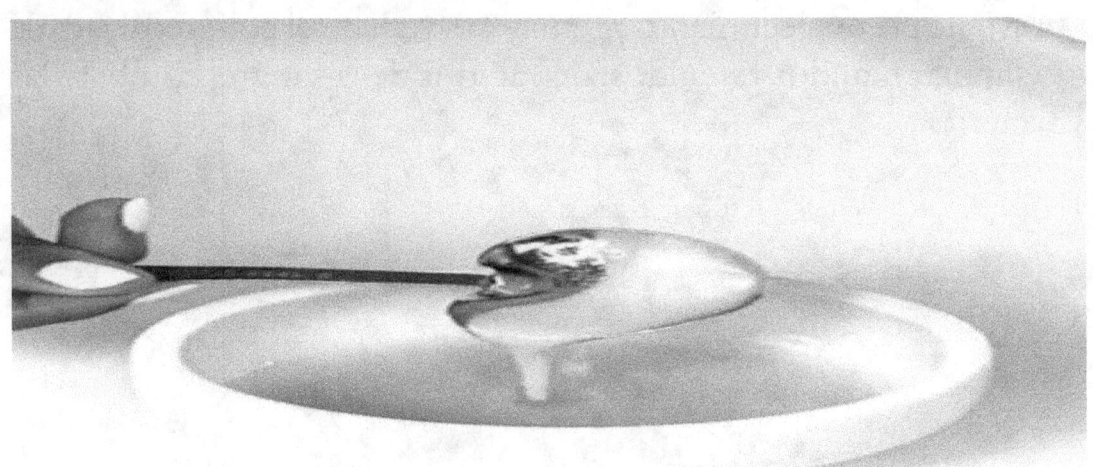

Aclarar la piel y pecas en el rostro

Ingredientes

6 ramitas de diente de león
1 taza ½ de agua

Beneficios

El diente de león es una planta medicinal que se encuentra casi en cualquier lugar con vitamina A, C, B2, B1, B6, Calcio, Potásio, Cobre, Magnesio, Hierro, y sus propiedades favorecen al cabello y la piel, mejora al funcionamiento de los riñones, previene la anemia, mejora la salud de los ojos, mejora el proceso digestivo, alivia los dolores de articulaciones y musculares, ayuda adelgazar, ayuda a eliminar piedras en el riñón, es diurético, previene el envejecimiento prematuro, reduce el colesterol, ayuda a eliminar líquidos retenidos, depurador de la sangre, combate las bacterias.

Preparación

En una olla pequeña agregue el agua y el diente de león con todo y tallo, deje la llama a fuego medio hasta que hierva y salgan todos los nutrientes, una vez terminado dejar enfriar hasta que quede tibio, para aplicarlo sobre el rostro.

Recomendación

Cuando lo apliques en el rostro no exponerse al sol, hasta que te lo hayas retirado.

Modo de uso

Aplicar el agua sobre el rostro en forma de masajes para que la piel absorba más rápido los nutrientes y dejar por 30 minutos y luego retirar con abundante agua. Aplicar la preparación 6 días por semana durante 1 mes

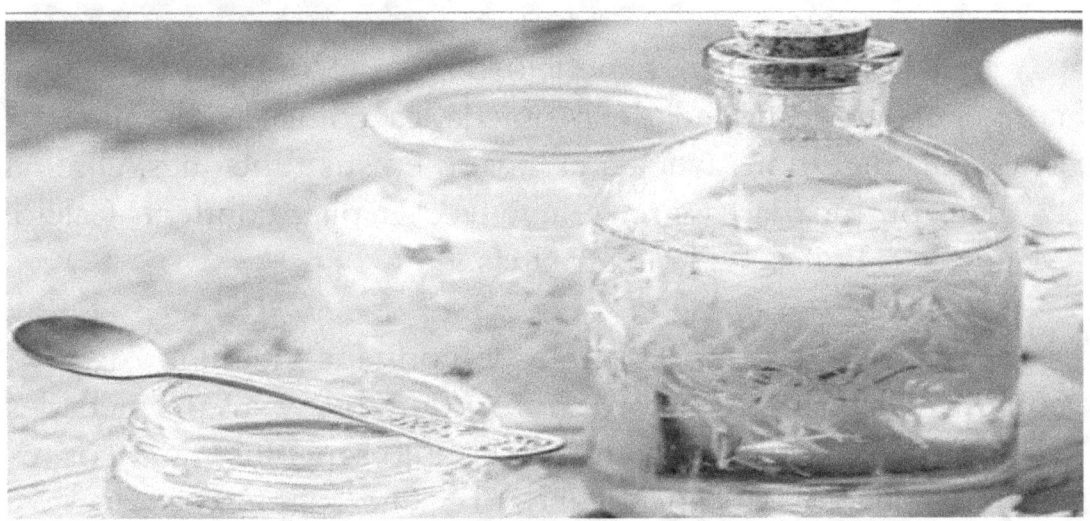

Jarabe para Eliminar venas várices

Ingredientes

6 dientes de ajo
10 cucharadas de Aceite de Oliva
1 limón
½ Gengibre rayado

Beneficios

El ajo protégé la memoria, mejora la piel, ayuda en la digestión, mejora la circulación sanguínea, es antiinflamatorio, reduce el colesterol, ayuda adelgazar y pretege el corazón.

El aceité de Oliva es un producto que contiene muchas propiedades para el organismo ya que ayuda a reducir el colesterol malo, es antiinflamatorio, es antioxidante, protege el corazón, ayuda a tener una piel sana y hermosa, mejora el tránsito intestinal, ayuda en el estreñimiento.

El limón es muy beneficioso para el organismo ya que contiene gran cantidad de propiedades como la vitamina C, ayuda a la digestión, ayuda a el hígado en sus funciones, elimina el acné, purifica la sangre, rejuvenece la piel, contiene Calcio, Magnesio y Potasio, elimina toxinas.

El jengibre es una planta que contiene vitamina A, B, C, con Magnesio, Zinc, Fósforo, Boro, Aluminio, y sus propiedades nos ayuda para la artrosis, mejora el flujo sanguíneo, mareos, es antiinflamatorio, anticancerígeno, previene migraña.

Preparación

Cortar los dientes de ajo finamente y llevarlos a un frasco agregar el jengibre y esprimir el limón y agregar el zumo al frasco, seguido del aceité de Oliva. Revolver para que el limón y el aceite de Oliva se integren bien.

Recomendación

Dejar reposar en un lugar fresco por 12 horas antes de usarlo. Y colar para que quede solo el aceite.

Modo de uso

Aplicar sobre las venas várices 2 veces al día en cualquier horario durante un mes.

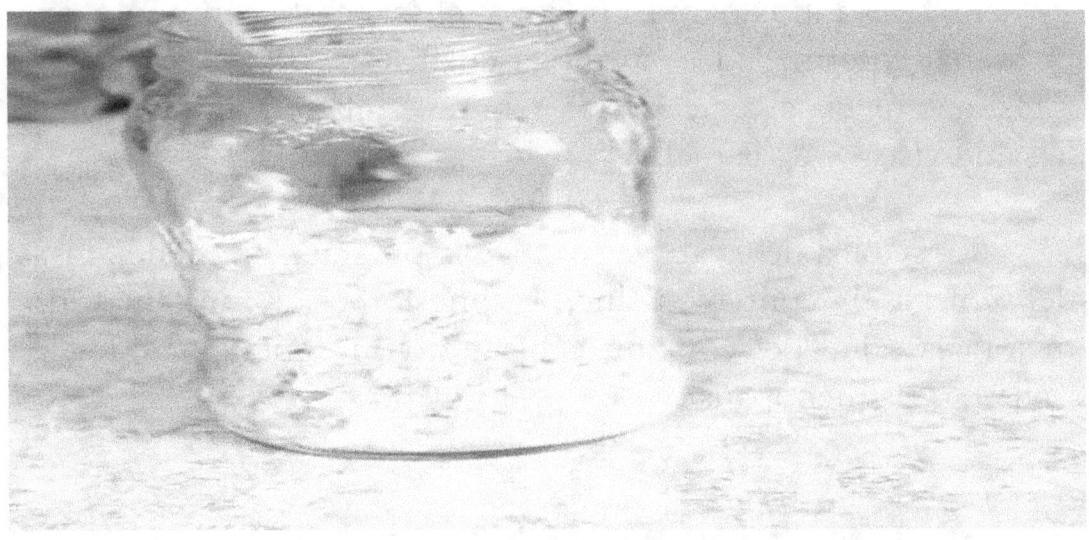

Desinflamar la próstata

Ingredientes

2 naranjas
1 taza de calabaza
2 cucharadas de semillas de calabaza en polvo
1 taza de agua

Beneficios

La naranja tiene propiedades que fortalece el sistema inmunológico, con vitaminas C, ayuda a reducir el colesterol, disminuye la presión arterial, previene los problemas cardio vasculares, tiene propiedades anticancerígenas, previene los cálculos renales.

La calabaza aporta vitamina A, complejo B, es rica en Potasio, es antioxidante, mejora el sistema inmunológico, previene enfermedades cardiovasculares, protégé la mucosa intestinal, regula el azúcar en la sangre, es alta en Fibra, protégé la salud visual y de la piel.

La semilla de calabaza protégé la próstata, contiene grasas de Omega 3, contiene Zinc, Magnesio, es antiinflamatorio, mejora la salud del corazón e hígado, con beneficios para las mujeres postmenopausicas.

Preparación

Esprimir las naranjas hasta que quede solo el Zumo, y lo agregamos a la licuadora seguido de la calabaza, las semillas de calabaza y el agua, licuar bien para que se integren todos los ingredientes y listo.

Recomendación

Si sabe que es alérgico a la calabaza mejor absténgase de consumirla.

Modo de uso

Consumir la preparación en ayunas 1 vez al día durante 1 semana.

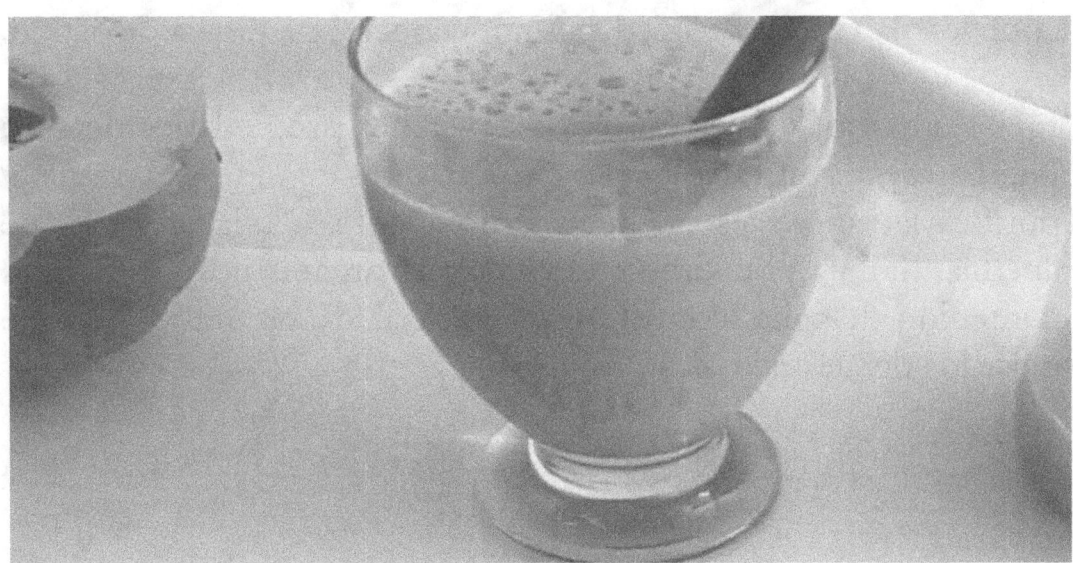

Eliminar los quistes de ovarios

Ingredientes

3 cucharadas de Miel de abeja
1 remolacha
1 taza de agua

Beneficios

La miel de abejas contiene vitamina A, C, E, con propiedades cicatrizantes, reduce el colesterol, mejora la memoria, es anticancerígeno, ayuda adelgazar, combate resfriados y gripe, refuerza el sistema inmunológico, es antibacteriana, con propiedades anticepticas, mejora la digestión.

La remolacha es conocida por tener propiedades ricas en Hierro, ayuda a mejorar la circulación sanguínea, oxigena y purifica la sangre, es un buen antioxidante, ayuda en casos de anemia, hidrata el cuerpo y revitaliza el organismo por su gran contenido de agua, contribuye con la salud cerebral, y permite bajar los niveles de colesterol malo.

Preparación

Cortar la remolacha sin quitar la cáscara en trozos, si tienes un extractor de jugos es mucho mejor, si no puedes utilizar una licuadora, agregar la remolacha a la licuadora junto con el agua. Licuar muy bien y colar la preparación y listo.

Recomendación

Las personas diabéticas deben consumir la remolacha con moderación ya que está contiene alto contenido de azúcar.

Modo de uso

Consumir en una taza pequeña 2 veces al día, 1 en ayunas y otra en la noche antes de dormir durante 5 dias.

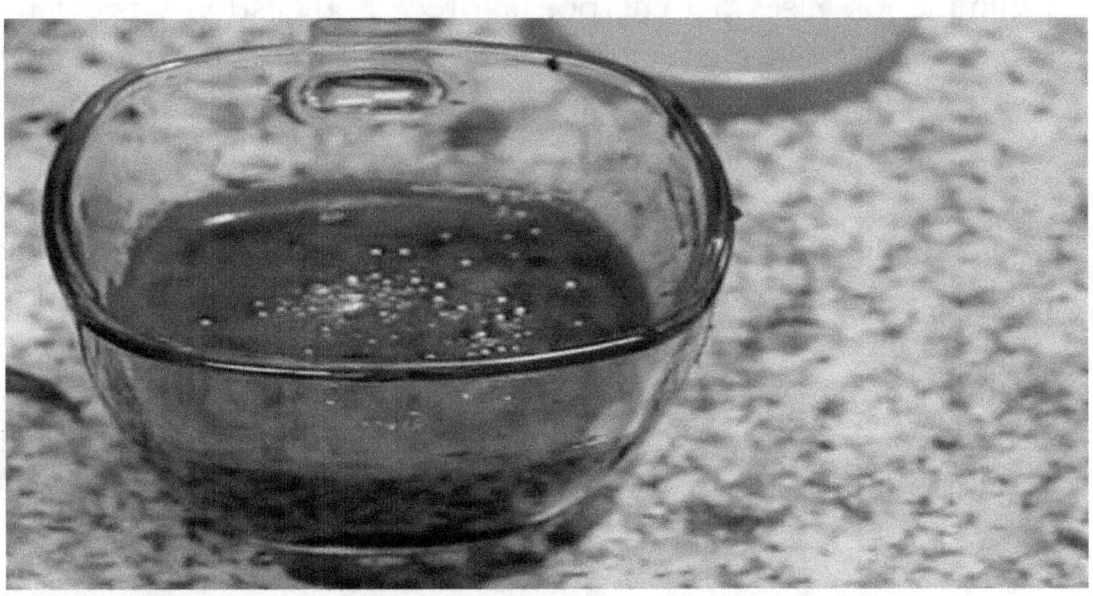

Eliminar hongos de la cabeza, pies o manos

Ingredientes

5 dientes de ajo
La cáscara de 1 limón
Hojas de romero
2 tazas de agua

Beneficios

El ajo protégé la memoria, mejora la piel, ayuda en la digestión, mejora la circulación sanguínea, es antiinflamatorio, reduce el colesterol, ayuda adelgazar y pretege el corazón.

La cáscara del limón tiene propiedades que ayudan a eliminar las toxinas del cuerpo, combate la hinchason abdominal y elimina los gases del cuerpo, favorece la digestión y previene problemas de estreñimiento, ayuda a disminuir los niveles de presión arterial alta, combate el nerviosismo, es anticeptico, elimina el exceso de grasa de la piel.

Las hojas de romero contienen vitamina C, A, B, contiene Hierro, Calcio, Fibra, Magnesio, Cobre, sus propiedades nos ayudan al crecimiento del cabello, combate las bacterias, alcaniliza, limpia el hígado, mejora la digestión, es antiinflamatorio, mejora la circulación sanguínea, mejora el sistema inmunológico, es diurético.

Preparación

Picar el limón en trozos pequeños igual que el ajo y las hojas de romero luego agregar todo en una olla y agregar el agua, llevar al fogón y dejarlo hasta que hierva.

Recomendación

Dejar que el agua este tibia antes de aplicarlo, si nota alguna reacción negativa en la piel, suspenda su usó.

Modo de uso

Aplicar el agua sobre la zona afectada y dejar por 40 minutos. Retirar con abundante agua y con shampoo si te lo aplicaste en el cabello.

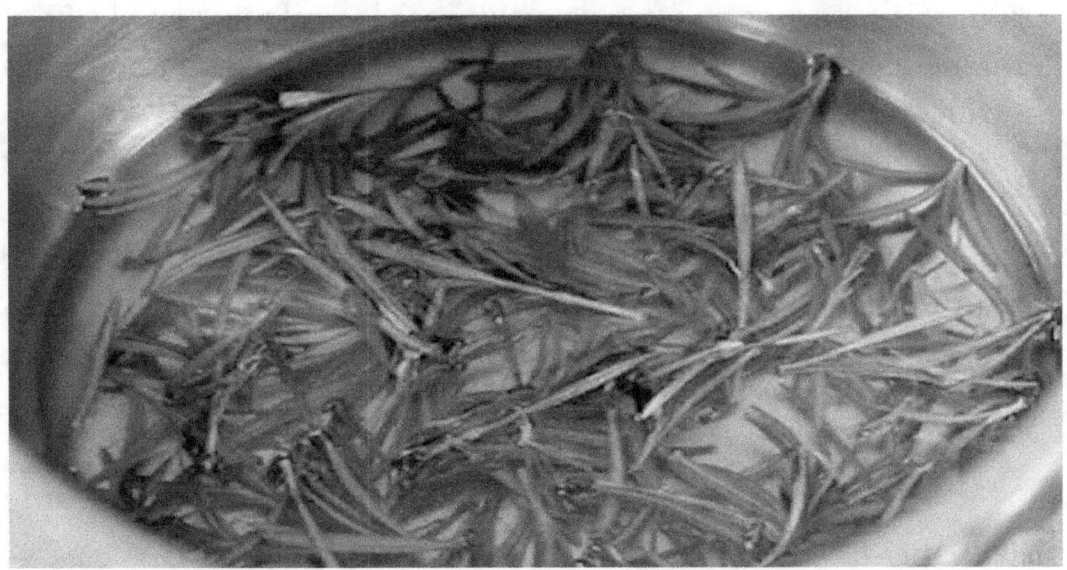

Jugó para la artrosis y la artritis

Ingredientes

7 ramitas de apio
1 plato pequeño de albahaca
6 naranjas
1 trozo mediano de jengibre

Beneficios

El apio es rico en vitamina C, A, B6, contiene Hierro, Magnesio, Calcio, tiene propiedades que nos ayuda adelgazar, es antiinflamatorio, reduce la presión arterial, ayuda a tener una piel sana, ayuda con los síntomas de la menopausia, es anticancerígeno, es diurético.

La albahaca tiene propiedades antiinflamatorias, antibacteriana, purifica la sangre, es antioxidante, mejora la visión, relaja los nervios, ayuda a eliminar los cálculos en el riñón, combate el acné y caída del cabello, previene la diabetes, es anticancerígeno.

La naranja tiene propiedades que fortalece el sistema inmunológico, con vitaminas C, ayuda a reducir el colesterol, disminuye la presión arterial, previene los problemas cardio vasculares, tiene propiedades anticancerígenas, previene los cálculos renales.

El jengibre tiene vitamina A, B, C, con propiedades que ayudan para la artrosis, mejora el flujo sanguíneo, mareos, es antiinflamatorio, anticancerígeno, previene la migraña.

Preparación

Esprimir las naranjas hasta dejar solo el zumo luego llevar el zumo a la licuadora. Cortar en trozos pequeños el apio y la albahaca para luego agregar a la licuadora por último añadir el jengibre y dejar licuar bien hasta que todo se integre, si prefieres puedes colarlo o tomarlo como está.

Recomendación

No agregar azúcar, pero puedes agregar miel de abejas si prefieres.

Modo de uso

Consumir 2 veces al día, 1 en ayunas y otro en la noche durante 5 días por semana.

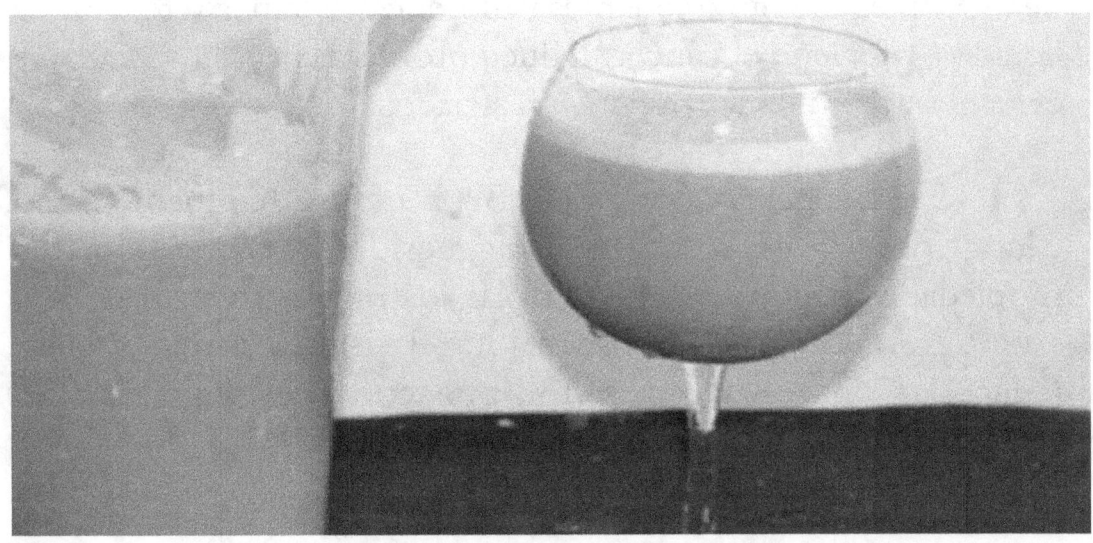

Tener más energía y combatir el cansancio

Ingredientes

3 bananos
8 fresas
7 cucharadas de avena
3 tazas de agua

Beneficios

El banano tiene vitamina B, C, contiene Fibra, Magnesio, Potásio. Esta fruta tiene propiedades y suficientes carbohidratos que te dan energía, regula la glucosa en la sangre, mejora el estado de ánimo, ayuda contra el estreñimiento, combate la anemia, ayuda a la concentración, previene infartos.

La fresa es rica en vitamina C, A, Calcio, Magnesio, Hierro, tiene propiedades antioxidantes y diurética, evitan la retención de líquidos, previene el cáncer, reduce problemas cardiovasculares, evita el estreñimiento, previene resfriados.

La avena tiene vitamina B1, B2, B3, B6, E, contiene Calcio, Zinc, Cobre, Fósforo, Hierro, Magnesio, Potasio, Sodio, con propiedades que ayudan a controlar los niveles de azúcar en la sangre, fortalece los huesos, mejora el sistema cardiovascular, reduce los niveles de colesterol, previene el estreñimiento, es antioxidante, provee energía.

Preparación

Cortar los bananos en trozos pequeños igual que las fresas, agregar los ingredientes a la licuadora seguido de la avena y el agua luego licuar bien hasta que los ingredientes se integren bien y ya está listo.

Recomendación

No agregar azúcar tomar de forma natural, pero si prefieres puedes usar miel de abeja.

Modo de uso

Consumir 2 veces al día, 1 en ayunas y el otro en el almuerzo durante 15 días.

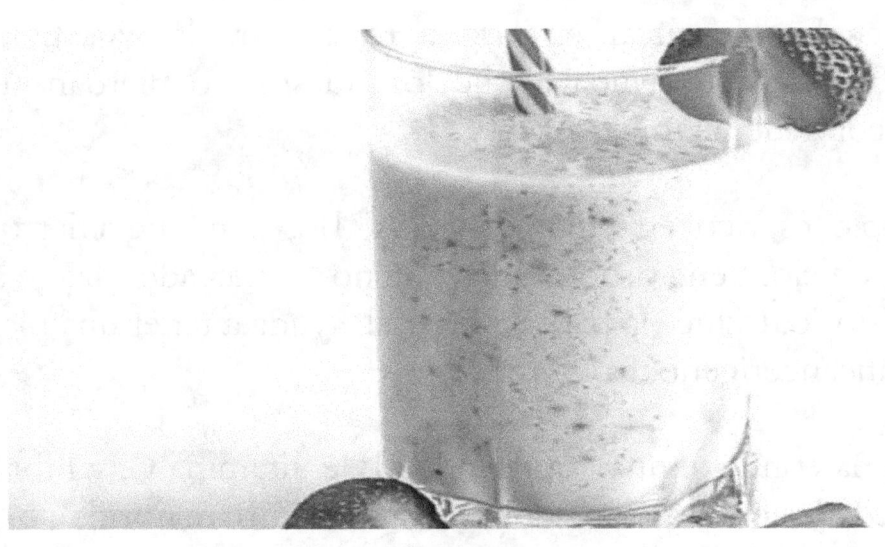

Jugó quema grasa

Ingredientes

½ pepino
½ manzana
1 ramita de apio
2 rebanadas de piña
1 trozo de jengibre
1 limón
½ litro de agua

Beneficios

El pepino tiene vitamina B que te da energía, previene enfermedades cardíacas, contiene silica que mejora la piel, es antiinflamatorio, promueve la digestión, regula la presión sanguínea, mejora la visión, elimina líquidos en el cuerpo.

La manzana contiene antioxidantes, y es baja en calorías, ayuda a regular el azucar en la sangre, mejora la digestión, contiene Boro y este ayuda a que los huesos no pierdan su densidad, contiene vitamina A, B, y C.

El apio es rico en vitamina C, A, B6, contiene Hierro, Magnesio, Calcio, tiene propiedades que nos ayuda adelgazar, es antiinflamatorio, reduce la presión arterial, ayuda a tener una piel sana, es anticancerígeno, es diurético.

La piña contiene una gran cantidad de vitamina C, y Fibra con propiedades que ayudan adelgazar, es antiinflamatorio.

Preparación

Cortar en trozos pequeños el pepino, la manzana, el apio, la piña, el jengibre. Esprimir el limón hasta que quede solo el Zumo, luego agregar todos los ingredientes a la licuadora, agregar el agua y dejar licuar bien, y listo.

Recomendación

No agregar azúcar a la preparación para que se pueda tomar de forma natural, pero si prefiere puedes agregar miel de abejas.

Modo de uso

Consumir 1 vez al día en ayunas 20 minutos antes del desayuno, durante 15 días.

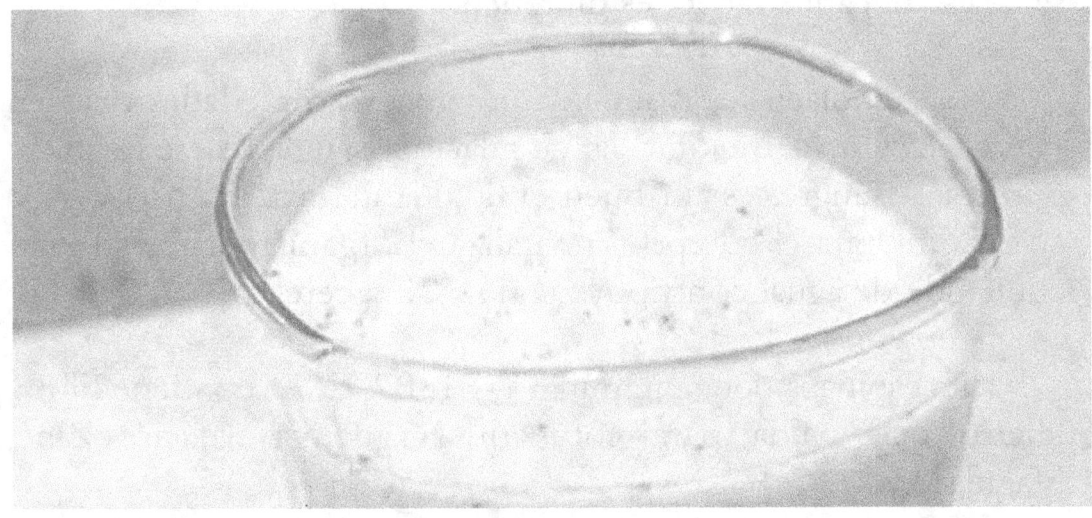

Jugó contra la anemia

Ingredientes

3 naranjas
1 ramita de apio
1 remolacha
100 gr de espinaca

Beneficios

La naranja tiene propiedades que fortalece el sistema inmunológico, con vitaminas C, ayuda a reducir el colesterol, disminuye la presión arterial, previene los problemas cardio vasculares, tiene propiedades anticancerígenas, previene los cálculos renales.

El apio es rico en vitamina C, A, B6, contiene Hierro, Magnesio, Calcio, tiene propiedades que nos ayuda adelgazar, es antiinflamatorio, reduce la presión arterial, ayuda a tener una piel sana, es anticancerígeno, es diurético.

La remolacha es conocida por tener propiedades ricas en Hierro, ayuda a mejorar la circulación sanguínea, oxigena y purifica la sangre, es un buen antioxidante, ayuda en casos de anemia, hidrata el cuerpo y revitaliza el organismo por su gran contenido de agua, contribuye con la salud cerebral.

La espinaca tiene vitamina A, B1, B2, C, K, contiene Fibra, Hierro que ayuda para combatir la anemia, Calcio, Zinc, Magnesio.

Preparación

Cortar en trozos pequeños la remolacha cruda, el apio y la espinaca luego esprimir las naranjas hasta dejar solo el zumo. Agregar los ingredientes a la licuadora y licuar bien para que todo se integre y ya está el jugó para disfrutar.

Recomendación

Las personas diabéticas deben consumir la remolacha de forma moderada ya que está trae bastante Azúcar.

Modo de uso

Consumir 2 veces al día, 1 en ayunas y otro en las horas de la tarde, durante 20 días.

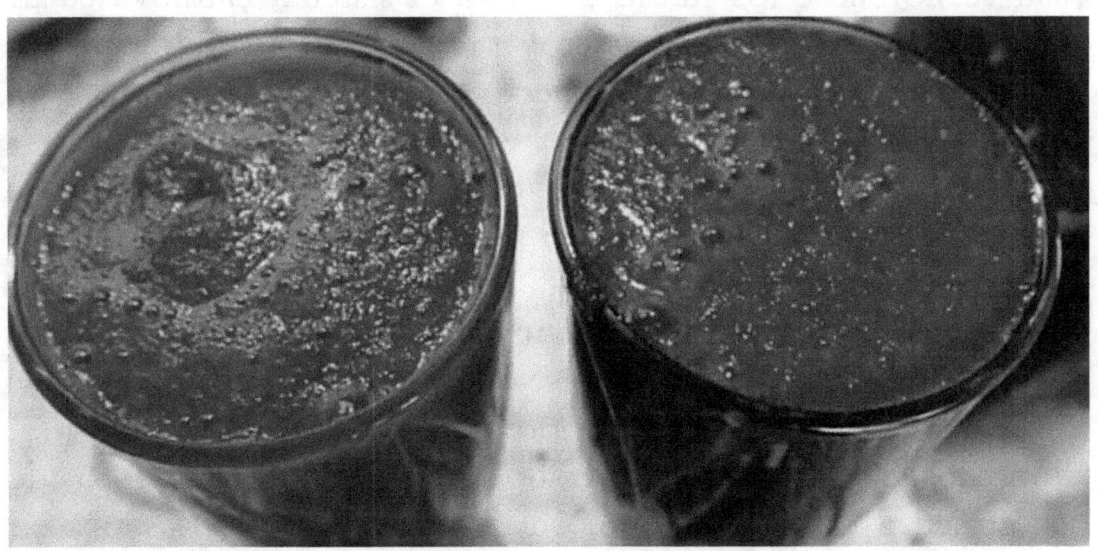

Jugó para controlar la ansiedad de comer

Ingredientes

1 pera
2 cucharadas de avena
1 taza de leche de coco
½ cucharada de canela en polvo

Beneficios

La pera es rica es vitaminas A, B1, B2, C, E, Fibra, disminuye la presión arterial, protégé el sistema cardiovascular, es diurético, purifica la sangre, reduce el colesterol, previene la diabetes, efecto de saciedad.

La avena tiene vitamina B1, B2, B3, B6, E, contiene Calcio, Zinc, Cobre, Fósforo, Hierro, Magnesio, Potasio, Sodio, con propiedades que ayudan a controlar los niveles de azúcar en la sangre, fortalece los huesos, mejora el sistema cardiovascular, reduce los niveles de colesterol, previene el estreñimiento, es antioxidante, provee energía, efecto de saciedad.

La leche de coco tiene vitamina E, C, contiene Fibra, Hierro, Potasio, Magnesio, con propiedades que nos ayudan a tener huesos sanos, controla el peso, refuerza el sistema inmunológico, sirve para la anemia.

La canela tiene propiedades antiinflamatorias, antioxidante, acelera el metabolismo, reduce el riesgo de enfermedad cardíaca, promueve la quema de grasa, es rica en vitamina C.

Preparación

Lavar bien la pera y cortarla en trozos pequeños, llevarla a la licuadora seguido de la leche de coco, la avena y la canela y dejar licuar bien para que todo se integre y ya está el jugó para disfrutar.

Recomendación

No agregar azúcar para que se pueda consumir de forma natural, pero si prefieres puedes usar miel de abeja.

Modo de uso

Consumir hasta 3 veces al día, o cada vez que sientas ansiedad de comer.

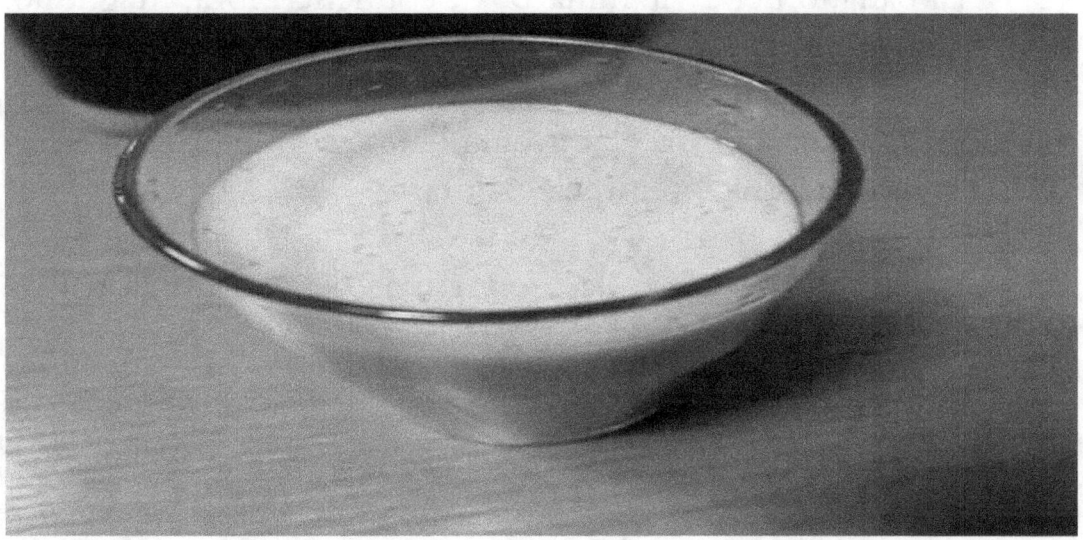

Jugó para los calambres musculares

Ingredientes

1 naranja
1 banano
250 ml de Coca-Cola

Beneficios

La naranja tiene propiedades que fortalece el sistema inmunológico, con vitaminas C, ayuda a reducir el colesterol, disminuye la presión arterial, previene los problemas cardio vasculares, tiene propiedades anticancerígenas, previene los cálculos renales.

El banano tiene vitamina B, C, contiene Fibra, Magnesio, Potásio. Esta fruta tiene propiedades y suficientes carbohidratos que te dan energía, regula la glucosa en la sangre, mejora el estado de ánimo, ayuda contra el estreñimiento, combate la anemia, ayuda a la concentración, previene infartos.

La Coca-Cola te ayuda a estar más despierto y con más energía, calma las enfermedades gástricas.

Preparación

Cortar el banano en trozos pequeños y luego esprimir la naranja hasta que quede sólo el zumo. Llevar luego a la licuadora y agregar la Coca-Cola y dejar licuar para que todo se integre, una vez hecho esto tomar inmediatamente.

Recomendación

Las personas diabéticas no agregar Coca-Cola ya que está bebida tiene niveles altos de azúcar.

Modo de uso

Consumir 2 veces al día en cualquier horario, durante 3 a 4 días.

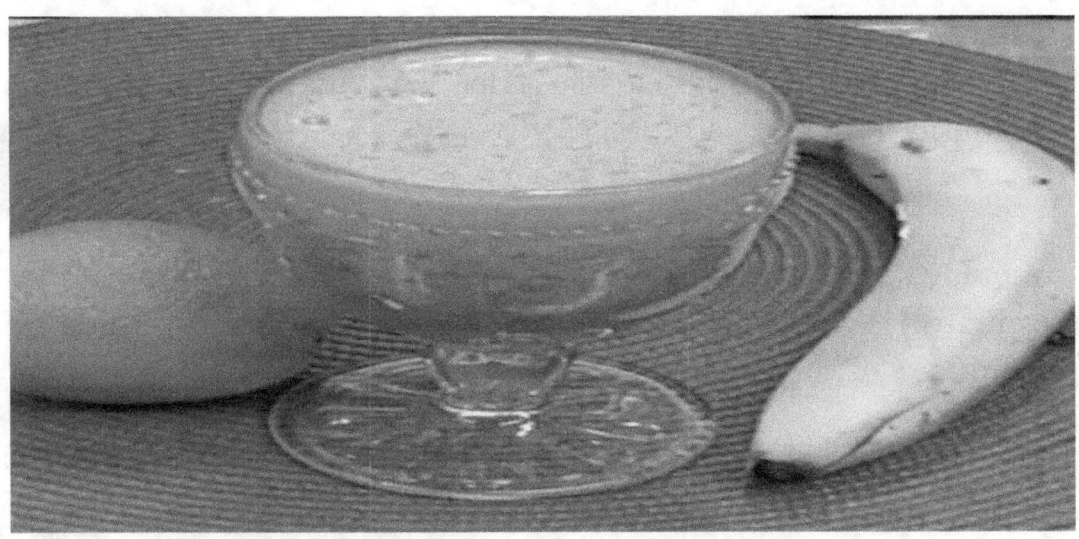

Jarabe Limpia pulmones

Ingredientes

1 cucharada de Cúrcuma en polvo
2 cucharadas de miel de abejas
2 cebollas medianas
1 trozo mediano de jengibre
½ litro de agua

Beneficios

La cúrcuma es una planta medicinal con propiedades que nos ayuda a eliminar toxinas, ayuda a limpiar el exceso de mucosidad, combate la inflamación, mejora la circulación sanguínea, ayuda a tener un sistema digestivo saludable, mejora la memoria, es antioxidante, es antiinflamatorio.

La miel sirve para la piel, mejora el sueño, evita las alergias, es anticancerígeno, mejora la memoria, reduce el colesterol, ayuda adelgazar, es cicatrizante, evita el envejecimiento, tiene propiedades anti inflamatorias, rica en vitamina B, contiene Magnesio, Potasio, y Calcio.

La cebolla tiene propiedades que ayuda a la circulación sanguínea, reduce la hipertensión, ayuda a las infecciones respiratorias y digestivas, ayuda al acné, previene la pérdida de audición, y es diurética.

El jengibre tiene vitamina A, B, C, con propiedades que ayudan para la artrosis, mejora el flujo sanguíneo, mareos, es antiinflamatorio, anticancerígeno, previene la migraña.

Preparación

En una olla agregar el agua para luego poner a hervir. Una vez este hervida añadir la cúrcuma y la cebolla cortada en trozos pequeños seguido de la miel y el jengibre. Dejar que se cueza de 30 a 40 minutos a fuego medio hasta que tenga una textura consistente más bien espeso, revolver de vez en cuando. Cuando ya esté listo dejar reposar por 1 hora. Colar y llevar a un frasco oscuro.

Recomendación

Dejar la preparación a temperatura ambiente, no llevar a la nevera ni dejarla expuesta al sol.

Modo de uso

Tomar 4 cucharadas al día, 2 en ayunas, 1 en la tarde y otra en la noche.

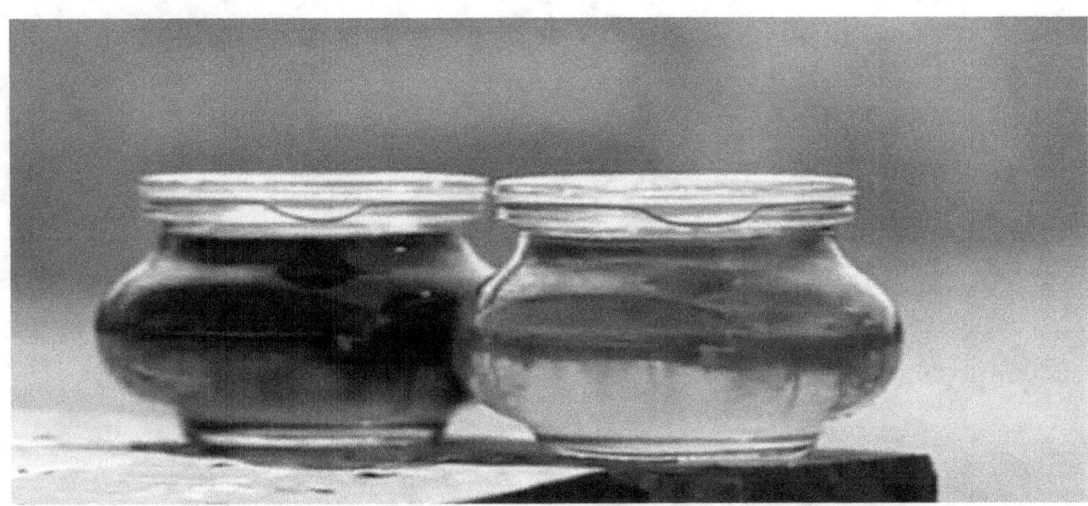

Jugó para el estreñimiento

Ingredientes

4 cucharadas de avena
2 cucharadas de aceite de coco
2 cucharadas de linaza en polvo
1 taza ½ de agua tibia o caliente

Beneficios

La avena tiene vitamina B1, B2, B3, B6, E, contiene Calcio, Zinc, Cobre, Fósforo, Hierro, Magnesio, Potasio, Sodio, con propiedades que ayudan a controlar los niveles de azúcar en la sangre, fortalece los huesos, mejora el sistema cardiovascular, reduce los niveles de colesterol, previene el estreñimiento, es antioxidante, provee energía, efecto de saciedad.

El aceite de coco tiene propiedades que ayudan a fortalecer el sistema inmunológico, con propiedades regenerativas, aumenta el metabolismo, previene la diabetes, protégé el cabello e hidráta la piel, ayuda a eliminar infecciones.

La linaza tiene un alto contenido de Fibra, contiene Omega 3, B6, Calcio, Magnesio, hierro, Zinc, previene la inflamación interna, es anticancerígeno, combate el estreñimiento, reduce el colesterol.

Preparación

Agregar a la licuadora el agua seguido de la avena, el aceite de coco y la linaza, dejar licuar bien para que todo se integre y ya está listo para disfrutar.

Recomendación

Si lleva varios días sin poder defecar, puedes consumir la preparación hasta 3 veces al día.

Modo de uso

Consumir 1 vez al día en ayunas, durante 30 días

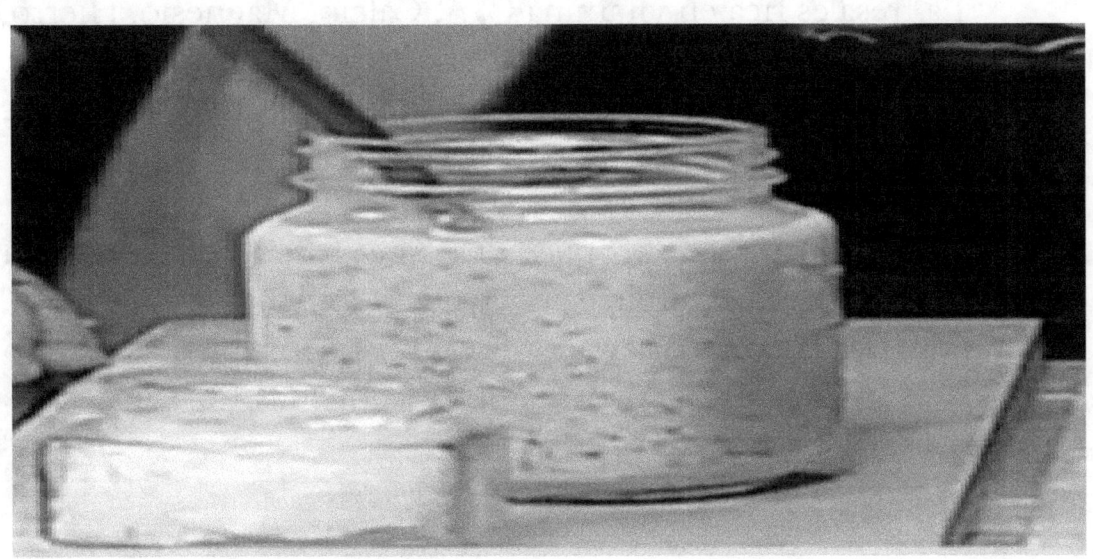

Jugó para controlar los nervios y el estrés

Ingredientes

> 1 taza de zanahoria
> 1 taza de fresas
> 3 naranjas

Beneficios

La zanahoria tiene muchas propiedades y vitaminas que hacen mucho provecho al organismo ya que nos ayuda a combatir la anemia, mejora la visión, previene el riesgo de contraer cáncer, es un gran antioxidante, fortalece el cabello, reduce el estreñimiento y combate los transtornos estomacales, elimina toxinas del cuerpo, alcaniliza el organismo.

La fresa es rica en vitamina C, A, Calcio, Magnesio, Hierro, tiene propiedades antioxidantes y diurética, evitan la retención de líquidos, previene el cáncer, reduce problemas cardiovasculares, evita el estreñimiento, previene resfriados.

La naranja tiene propiedades que fortalece el sistema inmunológico, con vitaminas C, ayuda a reducir el colesterol, disminuye la presión arterial, previene los problemas cardio vasculares, tiene propiedades anticancerígenas, previene los cálculos renales.

Preparación

Esprimir las naranjas hasta que quede solo el zumo. Cortar la zanahoria y las fresas en trozos pequeños y llevar los ingredientes a la licuadora, dejar licuar bien para que todo se integre y ya está listo para que disfrutes de un rico jugó.

Recomendación

No agregar azúcar, es mejor consumir la preparación de forma natural.

Modo de uso

Consumir 1 vez al día en ayunas durante 4 días por semana.

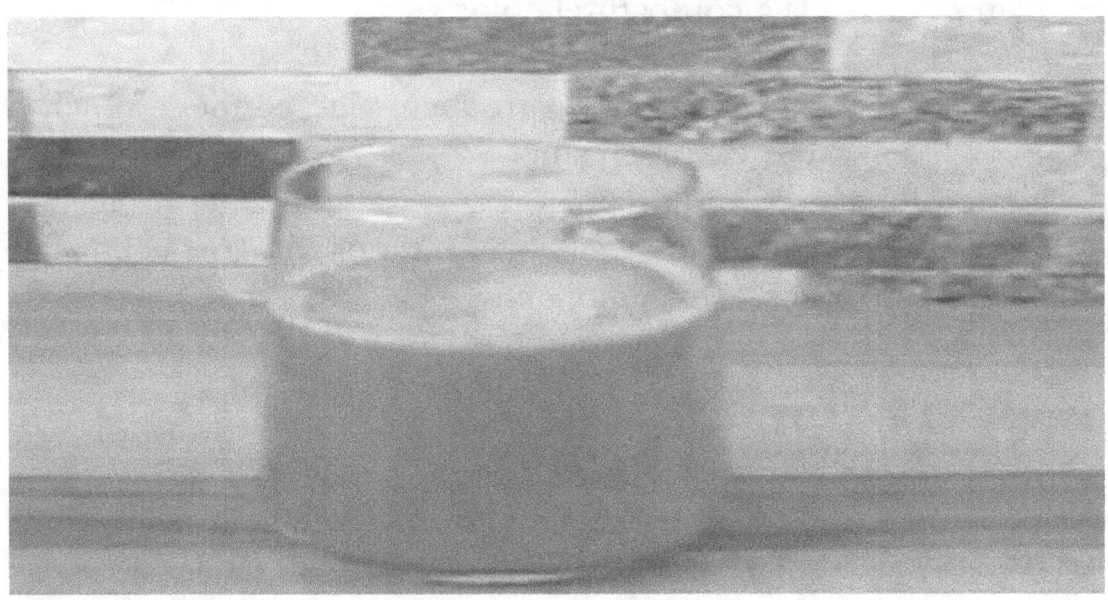

Curar el dolor de oído

Ingredientes

2 dientes de ajo
1 cucharada de aceite de Oliva

Beneficios

El ajo protégé la memoria, mejora la piel, ayuda en la digestión, mejora la circulación sanguínea, es anti inflamatorio, reduce el colesterol, ayuda adelgazar y pretege el corazón, es un batericida natural, estimula las defensas, ayuda a depurar el organismo, ayuda a combatir el dolor.

El aceité de Oliva es un producto que contiene muchas propiedades para el organismo ya que ayuda a reducir el colesterol malo, es antiinflamatorio, es antioxidante, protégé el corazón, ayuda a tener una piel sana y hermosa, mejora el tránsito intestinal, ayuda en el estreñimiento.

Preparación

Agregar el aceite de Oliva y los dientes de ajo en un vaso pequeño, luego triturar los dientes de ajo para que suelten todas sus propiedades. Filtrar el aceite para que no queden residuos y luego calentar por 15 segundos en un microonda y ya esta listo.

Recomendación

Si nota algún efecto negativo, mejor suspenda su usó.

Modo de uso

Use 3 gotas de aceite en el oído afectado o cada vez que sienta que lo necesita.

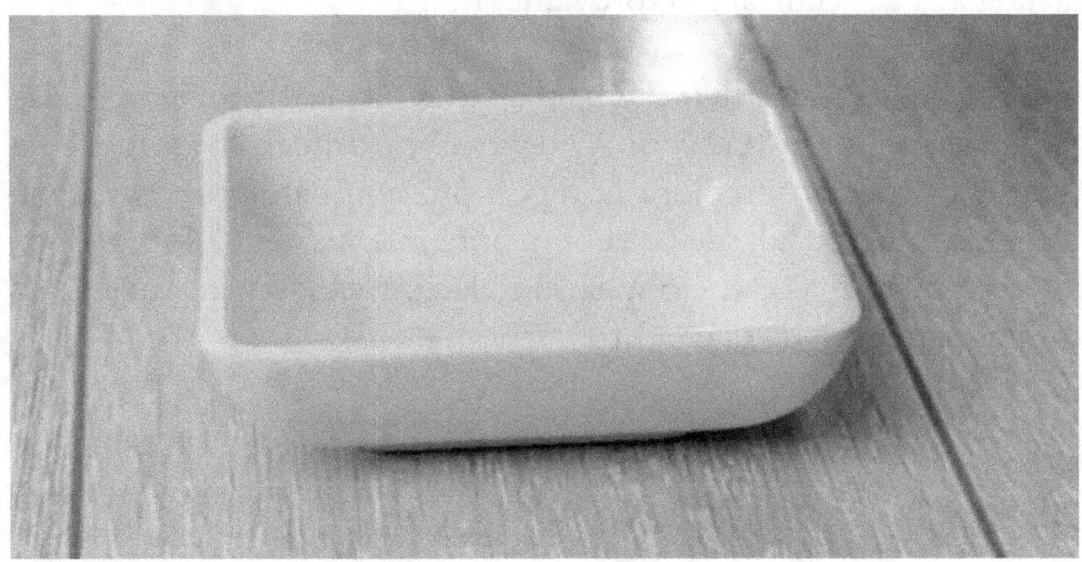

Té para el insomnio

Ingredientes

½ banano
½ cucharada de canela en polvo
1 taza de agua

Beneficios

El banano tiene vitamina B, C, contiene Fibra, Magnesio, Potásio. Esta fruta tiene propiedades y suficientes carbohidratos que te dan energía, regula la glucosa en la sangre, mejora el estado de ánimo, ayuda contra el estreñimiento, combate la anemia, ayuda a la concentración, previene infartos.

La canela tiene propiedades que previenen las enfermedades del corazón, previene el cáncer, promueve la pérdida de peso y mejora la digestión, combate los resfriados, cuida la salud bucal, mejora el funcionamiento del Colón, reduce el colesterol malo, mejora la circulación sanguínea, mejora el funcionamiento de el cerebro.

Preparación

Agregar ½ banano con cáscara en el agua junto con la canela, dejar en el fuego hasta que hierva. Una vez hervida deje enfriar cuele y sirva la infusión.

Recomendación

No agregar azucar, es mejor consumir de forma natural, pero si prefieres puedes agregarle miel de abejas.

Modo de uso

Consumir todas las noches, durante el tiempo que creas conveniente.

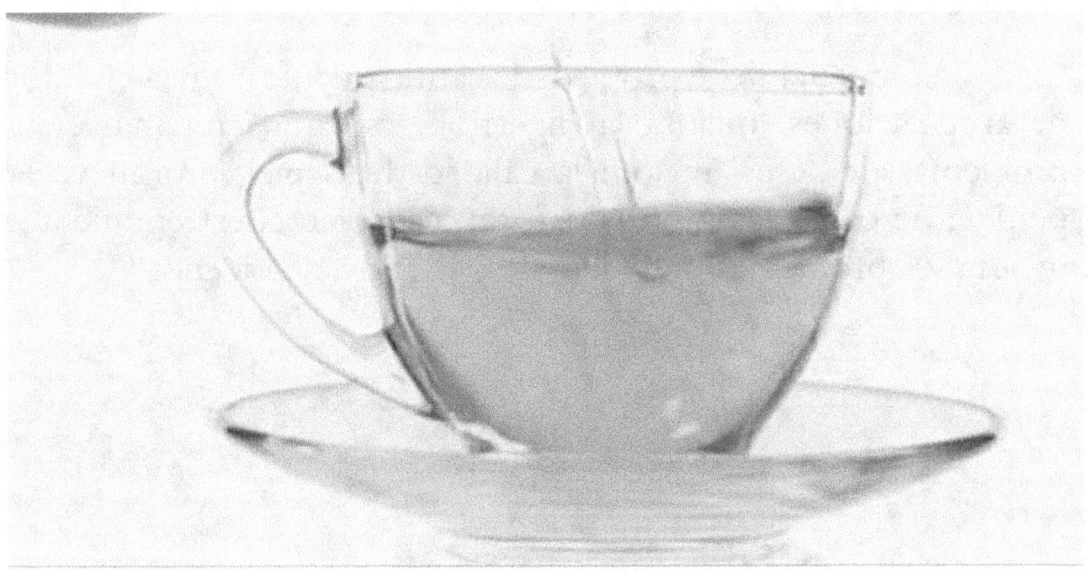

Aliviar el dolor de muelas

Ingredientes

1 cucharada de sal
1 cucharada de pimienta
1 cucharada de agua

Beneficios

La sal tiene propiedades que ayuda a prevenir calambres musculares, mejora las funciones del sueño, ayuda a la absorción de nutrientes, fortalece la estructura ósea.

La pimienta tiene propiedades antioxidantes, alivia el dolor de articulaciones, mejora la digestión, es antibacteriana, evita problemas de gases, mejora la calidad de la piel, promueve la pérdida de peso, es antiinflamatorio, combate el estreñimiento, mejora los problemas bucodentales, es anticancerígeno.

Preparación

En una taza pequeña añadir la sal, pimienta y el agua, revolver para que todo se integre con la intención de hacer una pasta y ya está listo para usar.

Recomendación

Si no sientes ningún efecto aplique de nuevo la pasta en los dientes inmediatamente.

Modo de uso

Aplicar la pasta con un cepillo en los dientes dejar actuar durante 3 minutos. Aplicar 3 veces al día

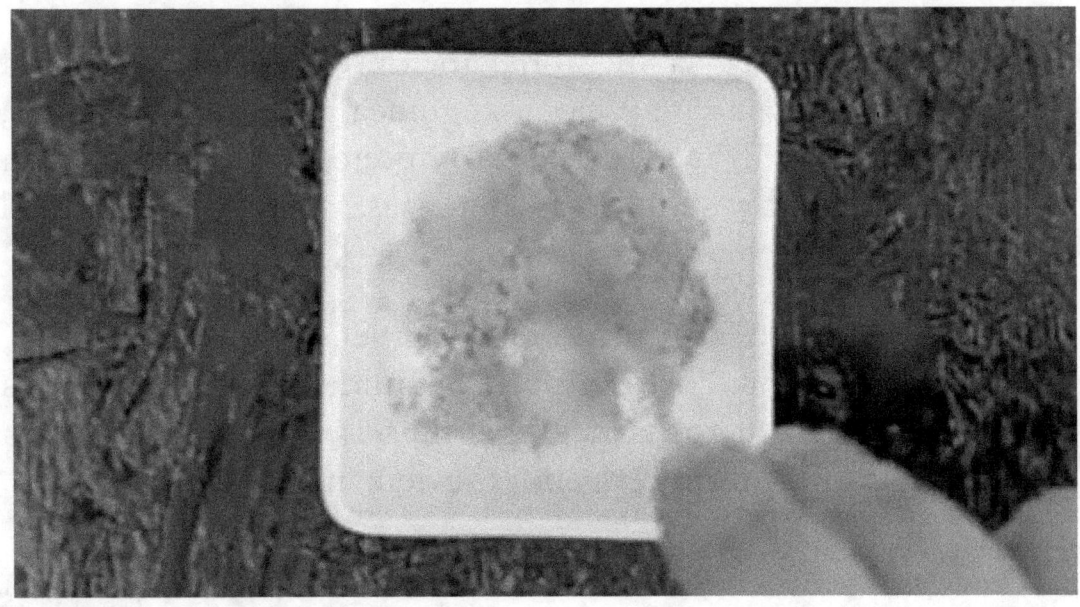

Destapar venas y arterias

Ingredientes

4 limones
4 dientes de ajo
½ jengibre
2 litros de agua

Beneficios

El limón es muy beneficioso para el organismo ya que contiene gran cantidad de propiedades como la vitamina C, ayuda a la digestión, ayuda a el hígado en sus funciones, elimina el acné, purifica la sangre, rejuvenece la piel, contiene Calcio, Magnesio y Potasio, elimina toxinas.

El ajo protégé la memoria, mejora la piel, ayuda en la digestión, mejora la circulación sanguínea, es antiinflamatorio, reduce el colesterol, ayuda adelgazar y pretege el corazón, es un batericida natural, estimula las defensas, ayuda a depurar el organismo, ayuda a combatir el dolor.

El jengibre es una planta que contiene vitamina A, B, C, con Magnesio, Zinc, Fósforo, Boro, Aluminio, y sus propiedades nos ayuda para la artrosis, mejora el flujo sanguíneo, mareos, es antiinflamatorio, anticancerígeno, previene migraña.

Preparación

En una olla agregar el agua seguido del limón cortado por la mitad con todo y cáscara, el ajo y el jengibre en trozos, dejar en el fuego hasta que hierva el agua, una vez hervida dejar enfriar y colar la preparación y dejar reposar hasta el otro día.

Recomendación

Cuando lo vayas a consumir asegúrate de que este tibio.

Modo de uso

Consumir 3 veces al día, 1 en ayunas, otro en la tarde, y otro en la noche durante 1 mes.

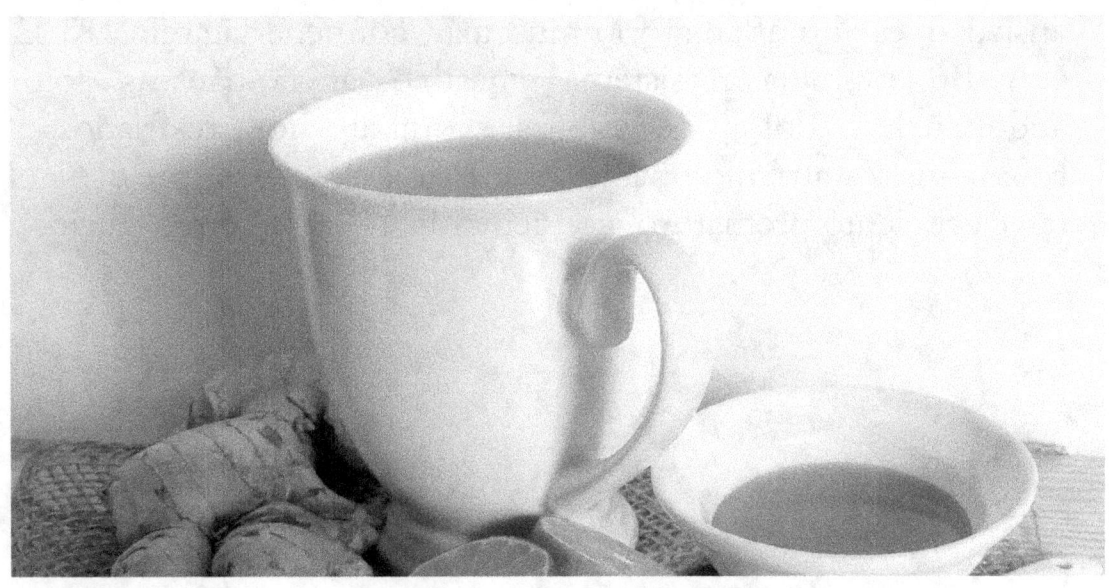

Curar el ardor y la picazón vaginal

Ingredientes

2 cucharadas de orégano
1 taza de agua

Beneficios

El orégano es una plata medicinal con propiedades que ayuda con problemas respiratorios, contra picaduras de insectos, alivia el dolor de garganta, previene el cáncer, disminuye la ansiedad, es antiinflamatorio muscular, contiene vitamina K, E, C y B6, estimula el sistema digestivo, alivia náuseas dolor abdominal y dolor de cabeza, combate los resfriados y bronquitis, es antimicrobiano, controla la glucemia, previene el envejecimiento prematuro, contiene Magnesio, Hierro, Calcio.

Preparación

Agregar el agua en una olla pequeña seguido del orégano dejar que hierva hasta que se evapore la mitad de el agua, cuela la preparación y dejala enfriar.

Recomendación

Si nota algún efecto negativo suspenda su usó inmediatamente.

Modo de uso

Sumergir un tampón en la preparación y luego insertarlo en la vagina y dejalo actuar de 20 a 30 minutos y luego lavarse con agua tibia, repetir el remedio 3 veces al día en cualquier horario, hasta que la picazón y el ardor hayan desaparecido.

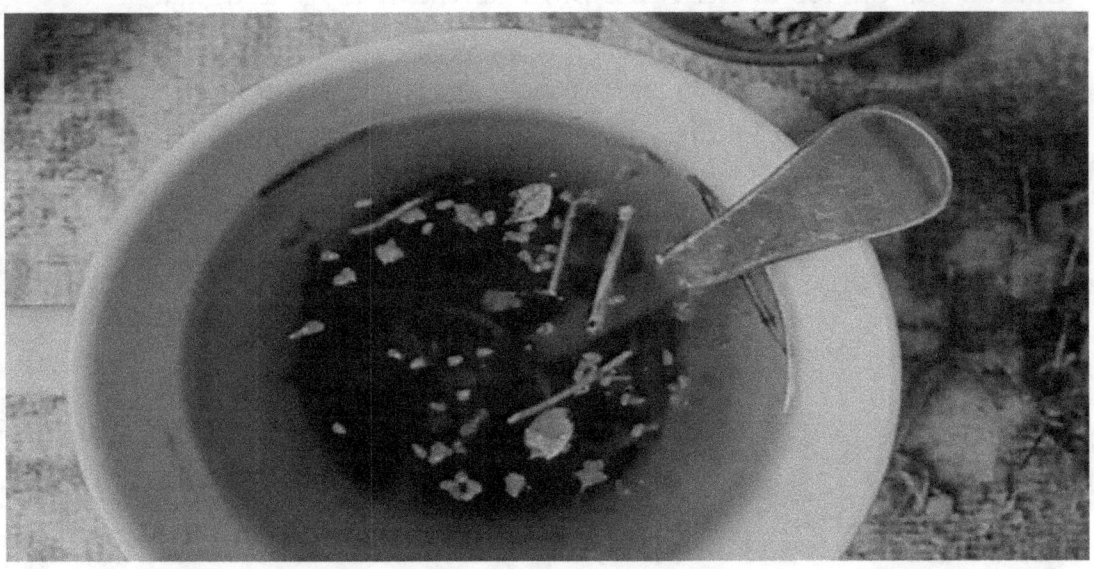

Eliminar verrugas en la piel

Ingredientes

1cucharada de vinagre sidra de manzana
2 dientes de ajo

Beneficios

El vinagre sidra de manzana mejora la digestión, depura el organismo, ayuda a reducir los niveles de glucosa en la sangre, disminuye los niveles altos de colesterol malo, disminuye la presión arterial, acondiciona y fortalece el cabello, combate el asma y alergias, reduce el apetito, contiene Acido acético y Acido málico los cuales contribuye para eliminar las verrugas.

El ajo protégé la memoria, mejora la piel, ayuda en la digestión, mejora la circulación sanguínea, es antiinflamatorio, reduce el colesterol, ayuda adelgazar y pretege el corazón, es un batericida natural, estimula las defensas, ayuda a depurar el organismo, ayuda a combatir el dolor.

Preparación

En una taza pequeña agregar el vinagre sidra de manzana seguido de los dientes de ajo picados. Aplastarlos para que suelten todos los nutrientes hasta formar una pasta y listo.

Recomendación

Hay que tener cuidado con el vinagre sidra de manzana ya que este contiene ácido y provoca una quemadura solo con el contacto con la piel no dejar por mucho tiempo.

Modo de uso

Aplicar la mezcla sobre la verruga y déjala actuar por 5 minutos luego lavar con agua tibia la zona afectada, puedes aplicarlo hasta 2 veces por semana hasta que la verruga haya desaparecido.

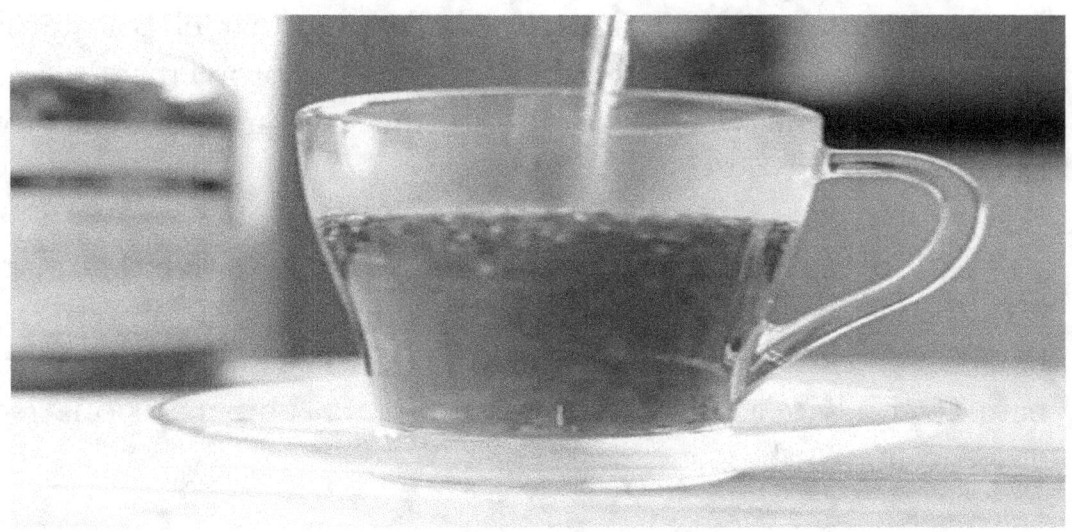

Aliviar los dolores menstruales

Ingredientes

1 zanahoria
2 naranjas
4 ramitas de perejil

Beneficios

La zanahoria tiene muchas propiedades y vitaminas que hacen mucho provecho al organismo ya que nos ayuda a combatir la anemia, mejora la visión, previene el riesgo de contraer cáncer, es un gran antioxidante, fortalece el cabello, reduce el estreñimiento y combate los transtornos estomacales, elimina toxinas del cuerpo, alcaniliza el organismo.

La naranja tiene propiedades que fortalece el sistema inmunológico, con vitaminas C, ayuda a reducir el colesterol, disminuye la presión arterial, previene los problemas cardio vasculares, tiene propiedades anticancerígenas, previene los cálculos renales.

El perejil tiene propiedades que ayuda a combatir las infecciones urinarias, es antiinflamatorio, ayuda a eliminar líquidos en el cuerpo y a limpiar los riñones, es un antioxidante natural, combate los dolores mestrules, trata la hipertensión, rico en vitaminas A, E, C,

Preparación

Cortar en trozos pequeños la zanahoria sin necesidad de quitar la cáscara, luego esprimir las naranjas hasta dejar solo el zumo. Agregar todo a la licuadora y también el perejil, dejar licuar bien hasta que todo se integre y ya está listo.

Recomendación

No agregar azúcar, debés empezarlo a consumir unos días antes del periodo para que el jugó tenga efecto.

Modo de uso

Consumir en ayunas 1 vez al día

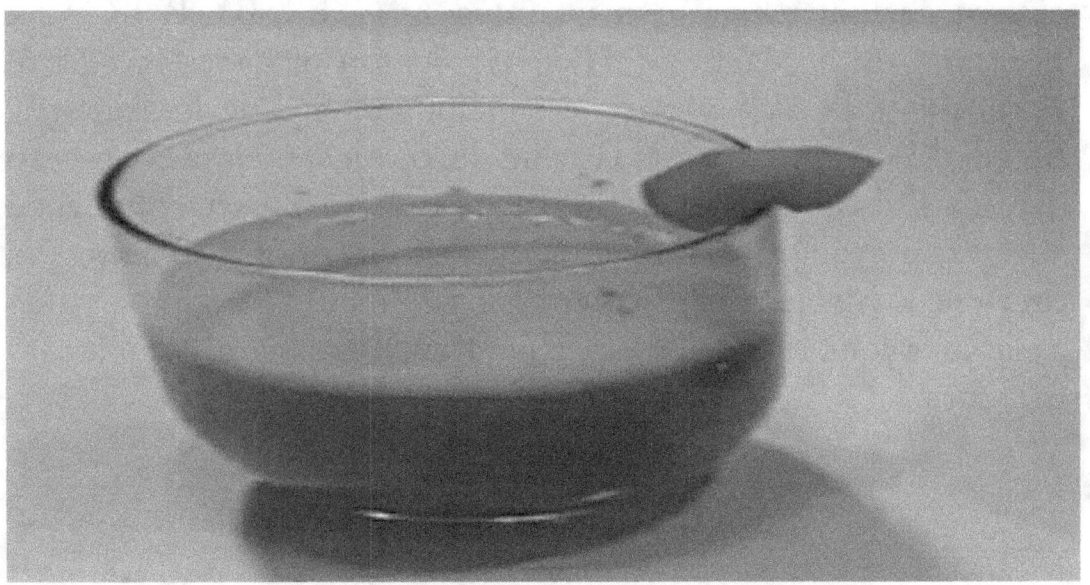

Té para curar la hepatitis

Ingredientes

1 ramita de bardana
2 diente de león
1 taza de agua

Beneficios

La bardana tiene propiedades que ayuda a prevenir cálculos en los riñones y el hígado, tonifica el hígado, es antiinflamatorio, combate la cistitis, es antibacteriana, es diurética.

El diente de león es una planta medicinal que se encuentra casi en cualquier lugar con vitamina A, C, B2, B1, B6, Calcio, Potásio, Cobre, Magnesio, Hierro, y sus propiedades favorecen al cabello y la piel, mejora al funcionamiento de los riñones, previene la anemia, mejora la salud de los ojos, mejora el proceso digestivo, alivia los dolores de articulaciones y musculares, ayuda adelgazar, ayuda a eliminar piedras en el riñón, es diurético, previene el envejecimiento prematuro, reduce el colesterol, ayuda a eliminar líquidos retenidos, depurador de la sangre, combate las bacterias.

Preparación

En una olla pequeña agregar el agua, la ramita de bardana y el diente de león luego se pone a hervir. Una vez hervida se cuela la preparación y sirva la infusión.

Recomendación

No consumir más de una bebida al día.

Modo de uso

Consumir 1 vez al día durante 25 días.

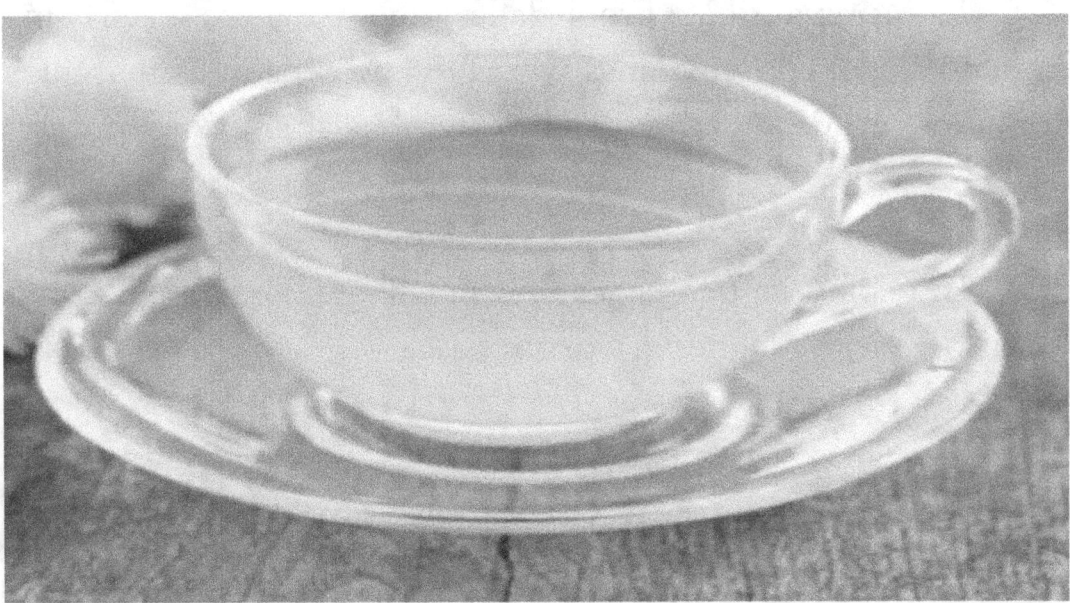

Jugó para fortalecer los huesos

Ingredientes

½ taza de espinaca
½ taza de zumo de naranja
1 pepino
2 Manzanas verdes
1 trozo de jengibre

Beneficios

La espinaca tiene vitamina A, B1, B2, C, K, contiene Fibra, Hierro que ayuda para combatir la anemia, Calcio, Zinc, Magnesio, con propiedades que ayudan a fortalecer los huesos.

La naranja tiene propiedades que fortalece el sistema inmunológico, con vitaminas C y D, esencial para los músculos y huesos, ayuda a reducir el colesterol, disminuye la presión arterial.

El pepino es rica en vitamina A, B y C, minerales como Potásio, Calcio, Magnesio, Fósforo.

La manzana contiene antioxidantes, y es baja en calorías, ayuda a regular el azucar en la sangre, mejora la digestión, contiene Boro y este ayuda a que los huesos no pierdan su densidad, contiene vitamina A, B, y C

Preparación

Cortar la manzana el pepino y el jengibre en trozos pequeños y los añadimos a la licuadora al igual que la espinaca y el zumo de naranja luego licuar los ingredientes para que todo se integre, si prefieres puedes añadirle agua para que coja consistencia y ya está listo para servir.

Recomendación

No agregar azúcar a la preparación para que se pueda disfrutar de forma natural, si sabe que alguno de los ingredientes no los puede consumir retirelo de la preparación.

Modo de uso

Consumir la preparación en ayunas durante 5 días por semana. Durante el tiempo que prefieras.

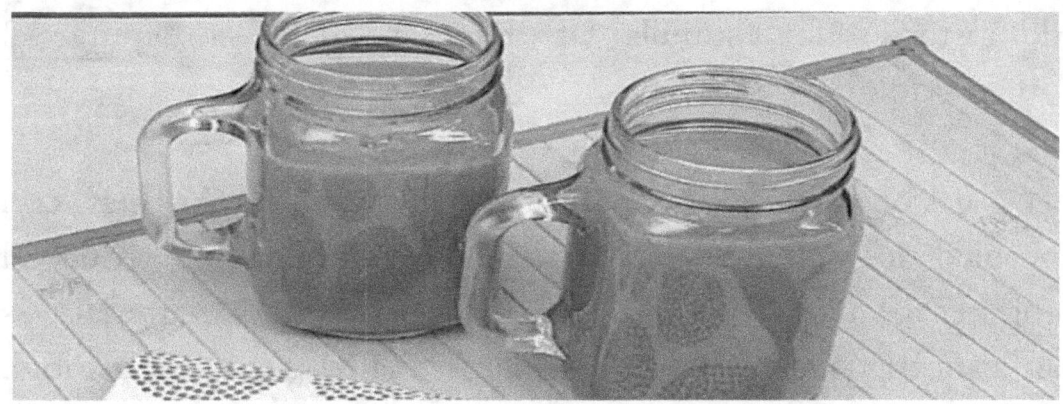

Jugó para la impotencia sexual

Ingredientes

1 banano
1diente de ajó
1 taza de brócoli
1 tallo completo de apio
2 tazas de agua

Beneficios

El banano tiene vitamina B, C, contiene Fibra, Magnesio, Potásio. Esta fruta tiene propiedades y suficientes carbohidratos que te dan energía, regula la glucosa en la sangre, mejora el estado de ánimo.

El ajo protégé la memoria, mejora la piel, ayuda en la digestión, mejora la circulación sanguínea, ayuda a la producción de testosterona, estimula las defensas, ayuda a depurar el organismo.

El brócoli y el apio son ricos en vitaminas A, C, E, con propiedades que ayudan a aumentar el libido sexual, reduce el colesterol, ayuda adelgazar, reduce la presión arterial, es anticancerígeno, ayuda a controlar la diabetes, contiene Fibra, Potásio, Magnesio, Sodio, Calcio.

Preparación

Cortar en trozos pequeños el banano y el apio, luego añadirlos a la licuadora al igual que el brócoli y el ajó. Por último agregar el agua y dejamos licuar bien para que todo se integre y ya está, si prefieres puedes colar la preparación o dejarlo así.

Recomendación

No agregar azúcar para que se pueda consumir de forma natural, pero si prefieres puedes agregar miel de abejas.

Modo de uso

Consumir la preparación 3 veces al día durante 5 días

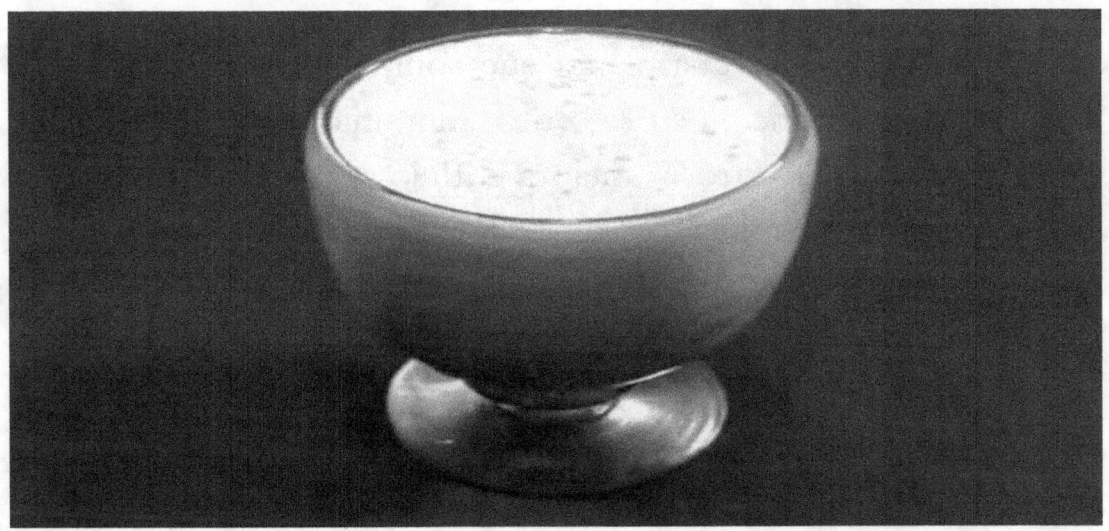

Jugó contra la celulitis

Ingredientes

2 rodajas de piña
1 cucharada de jengibre rayado
1 taza de agua

Beneficios

La piña es rica en vitamina A, B, C, contiene Yodo, Magnesio, Hierro, Zinc, es antioxidante, mejora la salud de la piel, mejora la circulación sanguínea, regula el azúcar en la sangre, combate la celulitis ya que contiene propiedades antiinflamatorias y diuréticas.

El jengibre es una planta que contiene vitamina A, B, C, con Magnesio, Zinc, Fósforo, Boro, Aluminio, y sus propiedades nos ayuda para la artrosis, mejora el flujo sanguíneo, mareos, es antiinflamatorio, anticancerígeno, previene migraña, combate la celulitis, ayuda a eliminar líquidos retenidos.

Preparación

Agregar a la licuadora la piña el jengibre y el agua luego licuar bien hasta que todo se integre y ya está listo para disfrutar.

Recomendación

No agregar azúcar a la preparación para que se pueda disfrutar de forma natural, pero si prefieres puedes agregar miel de abejas.

Modo de uso

Consumir 2 veces al día durante 30 dias, 1 en ayunas y otro en la tarde en cualquier horario.

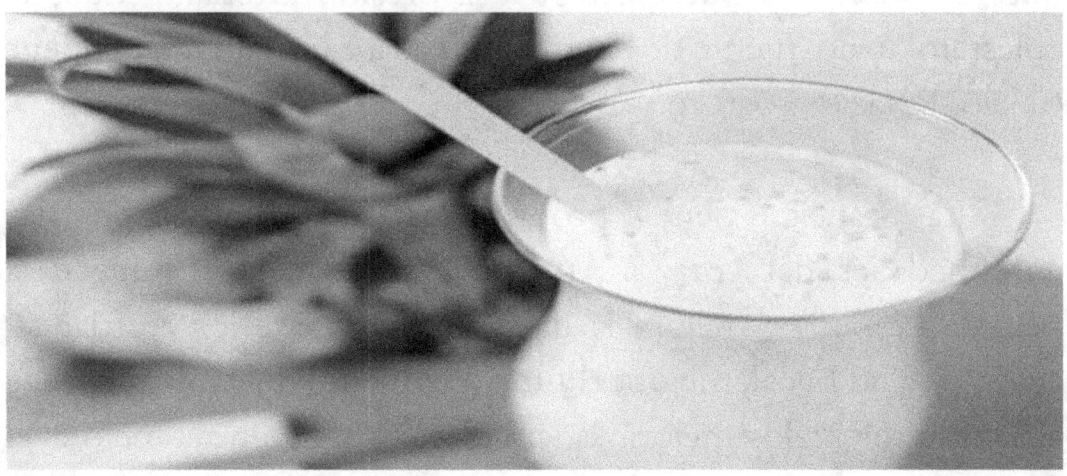

Jugó afrodisíaco

Ingredientes

1 plato hondo de sandía
1 taza de leche de vaca
½ cucharada de canela en polvo

Beneficios

La sandía tiene vitamina A, C, E, tiene propiedades que ayudan adelgazar, combate la diabetes, mejora la circulación sanguínea, es antioxidante, reduce el colesterol, protégé el corazón, elimina toxinas, ayuda contra la disfunción eréctil, mejora las erecciones, te da energía, es diurético, combate el cáncer, contiene Calcio, Cobre, Hierro, Magnesio, Manganeso.

La leche de vaca tiene vitamina A, B, D, tiene propiedades que fortalecen los huesos, regula la presión arterial, reduce el colesterol malo, fuente de energía nutritiva e hidratante, contiene Calcio, Potasio, Fósforo.

La canela tiene propiedades que previenen las enfermedades del corazón, previene el cáncer, promueve la pérdida de peso y mejora la digestión, combate los resfriados, cuida la salud bucal, mejora el funcionamiento del Colón, reduce el colesterol malo, mejora la circulación sanguínea, mejora el funcionamiento de el cerebro.

Preparación

Agregar la sandía previamente picada en trozos pequeños en la licuadora junto con la leche, luego dejar licuar bien hasta que todo se integre y ya está lista una deliciosa bebida para disfrutar.

Recomendación

No agregar azúcar para que se pueda disfrutar de forma natural, si conoce que alguno de los ingredientes no los puede consumir retirelo de la preparación.

Modo de uso

Consumir 3 veces al día durante 4 días por semana

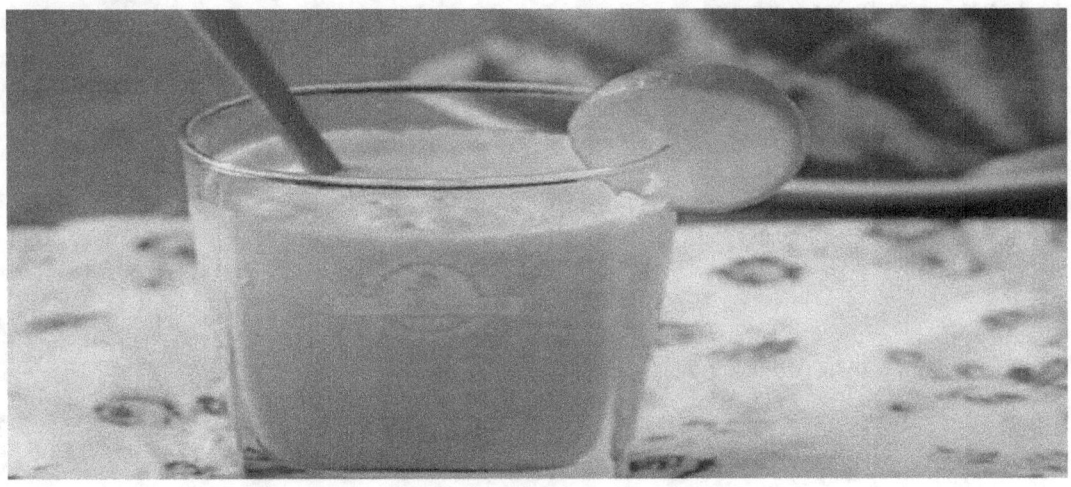

ACERCA DEL AUTOR

Mi nombre es Jesus Ramirez nacido en Caracoli Antioquia el 28 de octubre de 1994 curce todos los estudios de bachillerato en mi pueblo natal, tengo 2 hermanos hombres, vivía con mi madre Nelcy Pamplona mi padrastro Jose Calderón y mi hermano Jhon jairo Ramirez mi otro hermano Jose Ramirez recidia en otra Ciudad. A la edad de 19 años migre a la capital del país Bogota Colombia en donde me encuentro actualmente, con el paso del tiempo trabaje en diferentes áreas hasta que un dia decidi convertirme en Autor ya que siempre me ha llamado la atención la lectura y la escritura.

www.ingramcontent.com/pod-product-compliance
Lightning Source LLC
Chambersburg PA
CBHW081524220526
45467CB00010B/3042